ADOLF KÖBERLE

GEDULD UND HOFFNUNG

ADOLF KÖBERLE

GEDULD UND HOFFNUNG

Besuch am Krankenbett

CALWER VERLAG STUTTGART

Zweite Auflage 1971
ISBN 3-7668-0319-0
Printed in Germany

Umschlag: Gerh. Kurt Hofmann
Satz und Druck: Offizin Chr. Scheufele Stuttgart

Inhalt

Wort zur Einführung

Ein vielbeachtetes Buch unserer Tage trägt den Titel: »Die Krankheit, nicht krank sein zu können«. Der Verfasser, Dr. Müller-Eckhard, macht darauf aufmerksam, daß Krankheiten, wenn man sie von höherer Warte aus betrachtet, nicht von ungefähr kommen. Selbst Krankheiten, die ohne unser Verschulden, etwa durch einen Verkehrsunfall, über uns hereinbrechen, werden von ihm dazu gerechnet. Manchmal braucht der Mensch eine Krankheit, weil es höchste Zeit ist, daß Schonung, Einkehr und Stille in seinem Leben zu ihrem Recht kommen. Wie verhängnisvoll aber ist es, wenn wir diese verborgenen Zusammenhänge nicht erkennen, nicht wahrhaben wollen! Statt daß wir die Gelegenheit nützen und endlich einmal vieles von uns abfallen lassen, was uns pausenlos beschäftigt und überanstrengt hat, haben wir nur das eine Verlangen, uns möglichst bald wieder in den Strudel des Lebens zu stürzen. Die Ärzte verfügen heutzutage über Mittel und Möglichkeiten, um solche erwünschten Blitzkuren durchzuführen. Und doch kann auf diese Weise immer nur eine Augenblicksbekämpfung lästiger Symptome erreicht werden, niemals aber eine wirkliche Ausheilung, die den ganzen Menschen nach Leib, Seele und Geist erfaßt und ihm zu einer Neuordnung seines Lebens verhilft. Müller-Eckhard rechnet darum allen Ernstes mit der Gefahr, daß der um seine Krankheit betrogene Mensch über kurz oder lang in neue und schwerere Katastrophen hineingerissen wird.

Darum gehört zur Seelsorge an den Kranken in erster Linie das Wort: »So seid nun geduldig, liebe Brüder!« Je gelassener der Erkrankte das ihm Auferlegte und Zugemutete hinnimmt, umso mehr wird diese Haltung zur baldigen Besserung beitragen, während alles vergrämte, erregte und empörte Wesen nur immer noch mehr kränken und verelenden wird.

Zum Wort der Geduld ist das Wort der Hoffnung zu fügen. Der Tübinger Theologe Jürgen Moltmann weist in seinem rasch bekannt gewordenen Buch »Theologie der Hoffnung« zutreffend darauf hin: wenn in einer Predigt von Sünde die Rede ist, denkt weitaus die Mehrzahl aller Hörer an irgendwelche moralischen Verfehlungen, die in der Auflehnung gegen Gottes Gebote begangen worden sind. Darüber vergessen wir, daß auch Hoffnungslosigkeit Sünde sein kann, wenn der Mensch in Verzagtheit und Unglauben Gott nichts mehr zutraut, von Gott keine Hilfe mehr erwartet.

Darum geht es in den nachfolgenden Betrachtungen vor allem um die Erweckung von Geduld und Hoffnung in den Herzen der Krankgewordenen als den beiden wichtigsten Verhaltensweisen im Dienst einer durchgreifenden Heilung.

Die nachfolgenden Seiten sind nicht dazu bestimmt, in einem Zug gelesen zu werden. Es empfiehlt sich vielmehr, jeden Tag nur einen Abschnitt besinnlich zu bedenken; auch längere Pausen können jederzeit ein-

geschoben werden. Auch brauchen die einzelnen Stücke nicht in der aufgeführten Reihenfolge vorgenommen zu werden. Der Leser kann an jeder beliebigen Stelle einsteigen, je nach der Themaüberschrift, die ihn besonders anspricht. Auch die Angehörigen von Kranken mögen die folgenden Texte mit Gewinn lesen. Sie werden vielfach mit angeredet und können daraus lernen, wie es kranken Menschen zumute ist und wie man ihnen in der rechten, wohltuenden Weise begegnet und beisteht.
Der Südwestdeutsche und der Bayerische Rundfunk bringen in regelmäßigen Abständen Kurzsendungen unter dem Motto: Besuch am Krankenbett. Die nachfolgenden Beiträge sind als Sendungsauftrag dafür entstanden. Sie haben ein vielfältiges Echo gefunden und möchten nun über das gedruckte Wort weiterwirken.
Der Verfasser widmet diese Ausgabe in dankbarer Verbundenheit Herrn Dr. Wilhelm Sandfuchs, der mich schon von Tübingen aus und neuerdings in München zu diesem Auftrag gerufen hat.
Ich hätte nicht den Mut dazu gefunden, wenn mir nicht im eigenen Leben Schmerz und Leid genug begegnet wären, um zu wissen, wie das Leben in der Anfechtung aussieht. Möge aber auch die andere Erfahrungsgewißheit auf den folgenden Seiten gehört werden: »Alles Ding währt seine Zeit, Gottes Lieb' in Ewigkeit.«

Adolf Köberle

Krankheit als verschlüsselte Botschaft

Es ist allgemein bekannt: im Krieg werden wichtige Nachrichten an der Front nicht in direkter Kenntlichkeit durchgegeben. Sie werden verschlüsselt, und nur wer einen Zugang zu dieser geheimen Auslegung besitzt, kann die durchgesagte Botschaft verstehen. Manchmal gelingt es dem Gegner, eine solche Meldung abzuhorchen. Aber gewöhnlich kann er nichts damit anfangen, eben weil es eine chiffrierte Botschaft ist.

Bei der Erfahrung der Krankheit geht es uns ganz ähnlich. Keine Krankheit kommt von ungefähr. Jede Krankheit hat uns etwas Wesentliches zu sagen. Aber wie schwer fällt es uns zumeist, diese Botschaft zu entziffern! Auch da brauchen wir einen Schlüssel, der uns dieses rätselhafte Geschehen deutet. Das Wort der göttlichen Wahrheit möchte uns diese Hilfe bieten, und wir wollen sie uns gefallen lassen.

Wenn eine Krankheit über uns kommt, dann ist unsere erste Empfindung wohl immer Ablehnung und Abwehr. »Warum muß gerade mir und noch dazu gerade jetzt, wo ich es am allerwenigsten brauchen kann, so etwas Unangenehmes zustoßen?« Und doch wäre es gut, wenn wir uns auf dem Krankenlager in der Stille fragen würden: Habe ich vielleicht etwas falsch gemacht in meiner Lebensführung, daß als Ergebnis davon die unerwünschte Krankheit ausgebro-

chen ist? Vielleicht bin ich zu maßlos gewesen im Essen und Trinken, im Rauchen und Genießen und habe dadurch meine gesundheitliche Widerstandskraft bedenklich geschwächt. Oder ich habe mir im Lauf der Zeit immer mehr abgewöhnt, den Feiertag zu heiligen. Ich habe wie ein Rasender ununterbrochen darauf losgeschafft, habe Sonntag wie Werktag durchgearbeitet; kein Wunder, wenn der schlimmer als eine Maschine überforderte Mensch eines Tages einen Nervenzusammenbruch oder einen Herzinfarkt erlebt.
Unser Leib ist ja von einer rührenden Geduld. Er erträgt mit Langmut ungezählte Fehler, die wir beharrlich begehen. Aber schließlich wird dann doch eine Grenze erreicht, wo alles verkehrte Geschehen unverhüllt offenbar wird. Darum ist es immer heilsam, während der Dauer der Krankheit das eigene Leben im Licht der göttlichen Gebote gewissenhaft zu überprüfen. Manches wird uns in diesem Spiegel dann einsichtig werden. Wohl dem Menschen, der daraufhin heilsame Entschlüsse faßt, seinen Weg nach dem Willen Gottes auszurichten: im Blick auf Ehe und Beruf, im Umgang mit der Zeit, mit dem Geld, mit der Zunge. Es gilt noch immer der Zusammenhang von Saat und Ernte als Verheißung und Gericht: »Denen, die mich lieben und meine Gebote halten, tue ich wohl« und: »Irret euch nicht, Gott läßt sich nicht spotten«.

So ernst wir bei jeder Krankheit die persönliche Schuldverantwortung bedenken wollen, so reicht doch dieser eine Schlüssel in keiner Weise aus, um die vielfältige Botschaft der Krankheit an unser Herz zu deuten. Wir mögen noch so zuchtvoll und beherrscht durch den Geist Gottes unser Leben führen, es ist deswegen nicht gesagt, daß uns die Krankheit erspart bleibt. Die Krankheit kann zu uns kommen durch die Schuld und das Unrecht anderer. Ich selbst habe wohl beim Fahren alle Verkehrsregeln sorgsam beachtet. Aber ein alkoholisierter Wagenlenker hat mich gerammt, und ich bin dabei schwer verletzt worden. Was will mir Gott mit einem solchen Geschehen sagen?

Es wird uns nicht immer möglich sein, darauf gleich eine sinnvolle Antwort zu finden. Wir empfinden im Gegenteil bitter und empört das Ungerechte und Sinnlose bei diesem Erleiden. Und doch dürfen wir auch bei einer so »grundlosen« Heimsuchung, bei der wir uns selbst keine Schuld geben können, um Klarheit ringen, warum Gott mich gerade jetzt so abseits der lauten Heerstraße in das stille Krankenzimmer gebracht hat. Vielleicht soll ich einmal Abstand gewinnen von meinem bisherigen Leben. Ich war viel zu sehr an alles Äußerliche hingegeben und habe überhaupt nicht mehr an meine Seele und ihr ewiges Heil gedacht. Nun soll das zu seinem Recht kommen. Wohl dem Menschen, der in solchen Tagen und Nächten nicht mit seinem Gott hadert, der vielmehr in solchen Notzeiten Gott aufs neue sucht, bis er ihm begegnet!

Wenn eine Krankheit über uns kommt, durch eigene oder fremde Verschuldung verursacht, dann sind wir modernen Menschen nur allzu leicht geneigt, die

Hilfe allein dem ärztlichen Bemühen zu überlassen. Der Arzt soll schneiden und spritzen, der Arzt soll den ganzen technischen und pharmazeutischen Apparat anlaufen lassen, wie er es gelernt hat und wie es am raschesten zur Schmerzlinderung führt. Gewiß dürfen und sollen wir bei jedem körperlichen Leiden die medizinische Kunst zu Hilfe rufen. Auch der Arzt ist ein Werkzeug in Gottes Hand, und es kann sehr gefährliche Folgen haben, wenn ein Mensch aus einer überstiegenen schwärmerischen Frömmigkeit heraus erklärt: Ich rufe grundsätzlich keinen Arzt in mein Haus, ich halte das für glaubenslos.
Aber so sehr wir auch für alles rechte ärztliche Können dankbar sein wollen, wir sollten nie vergessen, daß wir in Krankheitszeiten in entscheidender Weise an unserer Genesung mitschaffen können in der Kraft des Glaubens. Unsere Ärzte wissen heute selbst am besten, wie stark die seelischen Gemütsvorgänge auf alle leiblichen Organfunktionen einwirken. Angst begünstigt Asthma und Ansteckungsfähigkeit zu Zeiten, da eine Epidemie durchs Land geht. Tiefe Verzweiflung kann das Herz nachhaltig schädigen und lähmen. Aber warum wollen wir denn diese Zusammenhänge immer nur nach der negativen Seite hin sehen und zugeben? Warum wollen wir sie nicht auch nach der positiven Seite hin gelten lassen, in dem Sinn, daß Glaubenszuversicht und Glaubensfreudigkeit unser Leben erwecken und wieder aufrichten kann?
Wir sind viel zu sehr in der Gefahr, uns in der Krankheit entmutigen zu lassen. Wir fügen uns seufzend in

das Unabänderliche. Wir bitten Gott höchstens um so viel Kraft, daß wir das harte Geschick ertragen können, aber wir trauen ihm nichts Großes, Hilfreiches zu. Aus den Berichten des Neuen Testaments läßt sich deutlich erkennen, daß die Urchristenheit der Krankheit und der Todesgefahr gegenüber eine ganz andere, eine glaubensvolle, ja aggressive Haltung eingenommen hat. Davon sollte wieder etwas in unserer Seelsorge, im Leben unserer Gemeinden aufbrechen. Dann bleibt die Krankheit nicht mehr eine chiffrierte Botschaft, dann wird sie zum Anlaß, daß die Herrlichkeit Gottes an uns offenbar wird. Wohl kann Gott auch geehrt werden vor der Welt durch ein im Glauben tapfer und getrost ertragenes Leiden. Dennoch gilt: die Erlöserkraft Gottes, die in Jesus Christus heilsam und heilend in unsere Welt eingebrochen ist, will sich nicht nur siegreich erweisen an Seele und Geist, sie will auch unser Fleisch und Blut mitumfassen. In dem Sinn sagt Angelus Silesius, der Cherubinische Wandersmann:

> Gott, weil er groß ist, gibt am liebsten große Gaben.
> Ach, daß wir Menschen nur so kleine Herzen haben!

Der Schmerz gehört zu den Grundbefindlichkeiten unseres Lebens. Er bleibt auf die Dauer keinem Menschen erspart. Er macht früher oder später jedem von uns zu schaffen. Es gibt Schmerzen, die eindeutig aus dem seelischen Bereich aufbrechen. Ein Trauerfall, eine unverdiente schwere Kränkung, eine Liebesenttäuschung kann unser Gemüt verdüstern, kann uns den Schlaf rauben und die Freude am Leben zerstören. Auch der seelische Schmerz kann krankheitsauslösend wirken. Ein berühmter Arzt hat den Satz formuliert: Die Seele gibt die Not, mit der sie nicht fertig wird, an den Leib weiter, der darauf in Gestalt von Krankheit reagiert.

Aber nun gibt es ja neben dem seelischen Schmerz die ungeheure Gewalt des körperlichen Schmerzes, in allen Varianten von Brennen und Stechen, von Bohren und Wühlen, von Rasen und Toben, von Jucken und Gereiztwerden, und das alles in jäh aufbrechender Heftigkeit oder in dumpf anhaltendem Fortgang. Der Mensch aber fragt sich voll Entsetzen: was soll dieser unsinnige leibhaftige Schmerz, woher kommt er, was hat er zu bedeuten?

Es liegt nahe, zur Beantwortung dieser rätselvollen Erscheinung zuerst auf die Stimme der Ärzte zu hören. Die medizinische Wissenschaft richtet ihre Aufmerksamkeit vor allem darauf, wo der Schmerz entsteht und über welche Bahnen er läuft. Dabei werden wir belehrt: unsere Hautoberfläche ist übersät mit feinsten Nervenendigungen, die als Empfangsorgane des Schmerzsinnes anzusehen sind. Durch Reizwirkungen von Hitze oder Kälte, von Stoß oder Stich werden diese Stellen erregt, der empfangene Anstoß läuft dann in unvorstellbarer Geschwindigkeit auf den einzelnen Nervenfasern über das Rückenmark zum Zwischenhirn, das die Umschaltestation für die Weiterleitung zur Großhirnrinde bildet. Mit dem allen empfangen wir wohl eine zutreffende Schilderung, wie der Schmerz verläuft, aber über die Hintergründigkeit seines Wesens erfahren wir dadurch nichts. Ein höchst seltsamer Umstand, der die Ärztewelt tief bewegt, ohne daß sie ihn lösen könnte, besteht in der Unzuverlässigkeit des Schmerzes. Bei aller Grausamkeit ist der Schmerz ja ein Helfer des Menschen. Er nötigt uns durch seine Heftigkeit, den Arzt aufzusuchen. Er hilft diesem bei der Diagnose auf den rechten Weg. Wo tut es weh? wird man bei jeder Untersuchung, besonders beim Zahnarzt, zuerst gefragt. Das Rätselvolle besteht nur darin, daß dieser Wachthund oft schläft, wo er unbedingt bellen sollte. So breiten sich die bösartigen Geschwulstbildungen in unserem Organismus stillschweigend aus. Wenn sie sich dann endlich in Gestalt von ernsthaften Symptomen melden, ist es vielfach schon zu spät, um noch erfolgreich dagegen anzugehen.

Nach christlicher Überzeugung ist der Schmerz ein Ausdruck dafür, daß die Schöpfung Gottes Schaden gelitten hat und in Unordnung geraten ist. Wir müssen es hinnehmen, daß wir in einer Welt leben, die ihre ursprüngliche Herrlichkeit verloren hat, die mit Gott auseinander ist. Darum muß man grundsätzlich auf alles gefaßt sein, auch auf Angst, Schmerz und Tränen.

Mehr noch als die Deutungsfrage bewegt uns alle die praktische Auseinandersetzung mit dem Schmerz. Mit Recht stellt ein holländischer Philosoph fest: »Im Vordergrund unserer Zeit steht nicht die Besinnung auf das rätselvolle Phänomen des Schmerzes, sondern allein der Wille, diesen Übelstand, diese Unannehmlichkeit so rasch wie möglich zu beseitigen.« Die uns allen wohlvertrauten Parolen der Gegenwart lauten: Geburt ohne Schmerz, Operation ohne Schmerz, Erziehung ohne Schmerz, Sterben ohne Schmerz und vor allem, Alltag ohne Schmerz. Der Schmerz soll in unserem Dasein sozusagen nicht mehr vorkommen. Die moderne Gesellschaft verlangt von der Medizin und von der Pharmazeutik eine ständig weiter fortschreitende Beseitigung des Schmerzes, und es ist diesen Instanzen ja auch in bewunderungswürdigem Ausmaß gelungen, den Schmerz einzudämmen. Wenn man bedenkt, was die Menschheit in früheren Jahrhunderten auszustehen hatte an Geschundenwerden, etwa bei der Abnahme eines Beines infolge von Altersbrand, dann kann man nicht dankbar genug dafür sein, wie gut es uns demgegenüber geht.

Und doch dürfen wir die moderne Schmerzbekämpfung nicht nur verherrlichen als einen Triumph menschlichen Erfindergeistes. Das Verlangen nach Schmerzausschaltung hat nicht nur Lichtseiten, sondern auch Schattenseiten, für die wir nicht blind sein wollen. Die moderne Schmerzverhütung bedeutet vielfach nur eine Verlagerung von Schmerz. Es gibt wohl zahlreiche wirksame Präparate gegen Kopfweh, Neuralgie und Rheuma. Aber dauernd eingenommen, schaden sie der Leber, und mit einer kranken Leber ist nicht zu spaßen. Die Geburten werden heutzutage vielfach unter Äthernarkose vorgenommen. Gleichwohl gibt es nicht wenige Mütter, die es ablehnen, auf diese Weise ihr Kind zu bekommen. Sie wollen das elementare Ereignis bei vollem Wachbewußtsein durchstehen in der Überzeugung, daß die dabei erlittenen Schmerzen eine Wesensverbundenheit mit dem Kind schaffen, die für das ganze weitere Leben bedeutsam bleibt. Schmerzverhütung ist also nicht in allen Fällen ein Gewinn. Man hat den Eindruck: frühere Generationen waren dem Schmerz gegenüber tapferer. Man muß nicht gleich bei jedem Halsweh Penicillin schlukken, und Müdigkeit bekämpft man besser nicht mit Aufputschtabletten. All diese Mittel haben Nebenwirkungen und der Schaden ist dabei oft größer als der erhoffte Gewinn.

Die christliche Existenz huldigt keiner wollüstigen Schmerzbejahung. Wo eine solche in der Geschichte der Kirche gelegentlich aufgetreten ist, dürfen wir derartige Erscheinungen ruhig der Religionspathologie zurechnen. Wohl aber gehört zur christlichen Grundhaltung die Bereitschaft, den Schmerz anzunehmen, da,

wo er ungewollt und ungesucht über uns hereinbricht. Die christliche Wahrheitsschau vermag dem Schmerz in seiner leiblichen und in seiner seelischen Gestalt nach drei Seiten hin Sinn abzugewinnen.
Zu allen Zeiten gibt es in der Menschheit eine Grundhaltung, die der Philosph Max Scheler als »metaphysischen Leichtsinn« bezeichnet hat. Darunter ist zu verstehen: der Mensch hat den Eindruck, ich hab' ja alles, mir fehlt ja nichts, ich meistere das Leben aus eigener Kraft, wozu soll ich die Hände falten und aus der Tiefe rufen: »Herr, erbarme dich meiner?« Der Schmerz aber kann zu dem großen Erwecker werden, daß wir anfangen, das Gefängnis unserer Endlichkeit aufzubrechen und nach dem zu fragen, was bleibenden Wert hat. Gewiß, der Schmerz muß nicht diese Wirkung haben. Er kann auch verstocken und das Herz verhärten. Und doch gibt es Beispiele genug, wie der Schmerz auf dem Krankenlager oder der Schmerz am offenen Grab es zustande gebracht hat, einen Menschen von Oberflächlichkeit und Weltbesessenheit zu heilen und ihn für Gott aufzuschließen.
In der urchristlichen Botschaft, vor allem in dem Römerbrief des Apostels Paulus, wird der Mensch aufgerufen: Laß dich mit hineinnehmen in das Sterben und Auferstehen Christi! Wir sollen gleichgestaltet werden seinem bitteren Tod und seinem sieghaften Leben. Zu dieser Partizipation kann uns der leibliche und der seelische Schmerz verhelfen. Solange unser Leben den Schmerz kaum kennt, vielleicht nur als Außenbeobachtung, wie er anderen zuteil wird, bleibt

uns die Passion Christi reichlich fern, ja, wir stoßen uns vielleicht eher daran und finden in unserer kraftstrotzenden Lebensfülle die dionysische Festeslust ungleich anziehender als das Wort vom Kreuz. In dem Augenblick, in dem der Schmerz hart und heftig in unser Leben einbricht, ändert sich die Lage alsbald. Wir können mit einem ungebrochenen Schönheitskult nicht mehr viel anfangen. Umso mehr werden wir reif für das Leben Christi, das uns Anteil geben will an seinem Leiden und an seinem Überwinden. Wir verstehen dann, was der Liederdichter Paul Gerhardt mit den Worten meint: »Wann mir am allerbängsten wird um das Herze sein, so reiß' mich aus den Ängsten kraft Deiner Angst und Pein.«

Zuletzt wollen wir uns klar machen: wir sollten das Problem des Schmerzes nicht nur bedenken im Blick darauf, was es für die persönliche Lebensreife bedeutet. Wir wollen auch daran denken, daß Schmerz in unserem Leben sein kann und sein muß um anderer willen, denen wir dadurch näher kommen und besser beistehen können. Leiden macht verständig für die Lasten, die das Du an unserer Seite zu tragen hat. Eigener Durchgang durch das Tal der Schmerzen erhöht die Einfühlungsfähigkeit für das Gesamtleiden in der Welt.

Erspart bleibt der Schmerz sowieso keinem Menschen. Der Versuch der Drückebergerei dem Schmerz gegenüber ist aussichtslos. Wir mögen noch so viel an Geist, Geld und Zucht einsetzen, um dem Schmerz zu entrinnen, es wird uns nicht gelingen. An irgendeiner Stelle des Lebens, spätestens im Alter, wartet der Schmerz auf jeden und will sich nicht abweisen lassen. So schreibt der Dichter Ernst Jünger in einer geistvollen Abhandlung zu unserem Thema: »Der Schmerz ist völlig achtlos gegenüber unseren Wertrangordnungen. Er fürchtet König und Kaiser nicht. Es gibt keinen Ort auf der weiten Welt, wo der Schmerz nicht hinkommt.« Wenn aber schon der Schmerz in dieser abgründigen Welt unausweichlich ist, dann wird alles darauf ankommen, daß wir uns auch diesen düsteren Gesellen noch zum besten dienen lassen, sei es, daß er die Rückverbindung mit Gott bei uns wieder herstellt, sei es, daß er in uns die Bereitschaft erweckt, für andere Opfer zu bringen und ihnen ihre Lebenslast tragen zu helfen.

Ist Krankheit Schicksal?

Wenn wir das Wort Schicksal hören, denken wir an die Vielzahl der geheimnisvollen Mächte, die aus den Bereichen der Natur und der Geschichte auf unser Leben unablässig einwirken, angefangen vom Tag der Geburt bis auf die gegenwärtige Stunde.

Zur schicksalhaften Setzung der menschlichen Existenz gehört die geschlechtliche und völkische Ausprägung, die wir tragen, daß ich als Mann oder als Frau durch das Leben gehe, daß ich eine deutsche, eine spanische oder eine russische Seele in mir trage. Die Bestimmung meines Daseins betrifft nicht nur den Raum, der mich umfängt. Es gehört dazu auch das Mysterium der Zeit, daß ich gerade an dieser Stelle und an keiner anderen aus dem Strom der Zeit auftauche. An sich sind auf der unermeßlichen Zeitstrecke, die wir historisch zu überblicken vermögen, ja ungezählte Punkte denkbar. Wir hätten genauso gut zur Zeit der Völkerwanderung, im Spätmittelalter oder in der Blütezeit der Romantik geboren werden können. Unser aller Schicksal jedenfalls ist es, daß wir im Zeitalter zweier großer Weltkriege zur Welt kamen und uns darin zu bewähren haben. Auch die Krankheit, die uns ungefragt und ungewollt überfällt, hervorgerufen durch einen Verkehrsunfall, durch Lebensenttäuschungen oder widrige Berufsverhältnisse, empfinden wir als Schicksalsschlag, durch den viele Wünsche und Erwartungen des Lebens gehemmt oder gar zerstört werden.

Das Schicksal ist gesetzt. Wir wählen es uns nicht aus. Wir finden es vor. Es kommt über uns mit einer Macht, der wir nicht ausweichen können. In jedem Menschen lebt von Natur das Verlangen nach Freiheit und Unabhängigkeit. Die Schicksalssetzungen aber beschneiden dieses Begehren in schmerzlicher Weise.

Die Schicksalsmächte wirken zu allen Zeiten. Aber nicht jede Generation empfindet gleich unmittelbar die Wucht dieser Ausstrahlung. Es gibt ruhige, satte, gesicherte Geschichtsabläufe, in denen das Gespür für die Einwirkung des Hintergründigen stark abgeschwächt erscheint. Dann wieder kommen vulkanisch aufgewühlte Zeiten, in denen jeder merkt, daß das irdische Dasein gefährdet und bedroht ist.

Der Mensch, den ein harter Schicksalsschlag trifft, sei es eine bösartige Erkrankung oder der Verlust des Vermögens, der Ehre, des Glücks, empfindet in dieser Notlage die völlige Ohnmacht seines Wesens. In gesunden und guten Tagen schien uns alles machbar, alles bezwingbar. Wir vertrauten auf die reichen Möglichkeiten unseres wissenschaftlichen und technischen Könnens. Jetzt aber begegnen und unterliegen wir einer Realität, die stärker ist als all unser Wollen und Vollbringen.

Trotz, Empörung und Verbitterung helfen uns in solchen Lagen nicht weiter, sie verschlimmern nur das Ausweglose der Situation. Die Schicksalsverzweiflung stellt uns unausweichlich vor ein letztes Entweder-

Oder. Die eine Möglichkeit ist die: das Schicksal, das so grausam mit uns umspringt, ist die einzige und letzte Macht im Himmel und auf Erden. Das Schicksal kann man nicht bitten, zum Schicksal kann man nicht Du sagen. Es ist ein Neutrum, eine unpersönliche Größe, die kein Herz für mich hat. Oder ich wage die andere Möglichkeit zu fassen: Gott ist da, Gott wirkt alles in allem, er hat einen Plan und ein Ziel und das nicht nur mit der großen Völkerwelt, sondern mit jedem einzelnen von uns, und dieser Plan zielt zuletzt nicht auf Gedanken des Leidvollen, sondern des Heilsamen und Friedvollen. Die Machtwirkung des Schicksals wird dadurch nicht aufgehoben. Wir spüren ja seine Schläge, daß uns das Herz davon zittert. Aber wenn Gott ist, dann dürfen wir das Schicksal neu verstehen lernen, nicht mehr als eine launische, sinnlos-blindwütende Gewalt, sondern als Werkzeug und Instrument in der Hand Gottes, das er braucht zur Durchführung seiner Absichten im Blick auf unser Reifwerden.

Aber wie soll der Mensch zu einer solchen Gewißheit gelangen, wenn er das Gefühl hat, daß das Schicksal mit ihm Katz und Maus spielt?

Für die Menschen der Aufklärungszeit war die Überzeugung von Gottes Weisheit und Güte, die das Weltgeschehen durchwaltet, eine selbstverständliche, unantastbare Gewißheit. Auf unsere Generation, die durch die Hölle von Verdun und Stalingrad hindurchgegangen ist, die um das Grauen von Auschwitz und Theresienstadt weiß, wirkt die Überzeugung von einer

Liebe Gottes, der alles so herrlich regieret, nicht mehr glaubwürdig. Immer stürmischer häufen sich in unseren Tagen die Stimmen, die mit Bitterkeit von Gott sprechen, die seine Existenz, sein Für-uns-Dasein in Zweifel ziehen.

Wenn wir Menschen in einer äußersten Not sind, dann hilft uns nur eine Tatsache, die stärker ist als unsere Not. An einer bloßen Idee, an einem religiösen Wunschprodukt können wir uns nicht aufrichten.

Die Bibel Alten und Neuen Testaments ist ehrlich genug, die Ungelöstheit zahlloser Lebensrätsel unumwunden zuzugeben. So heißt es im prophetischen Wort: »Finsternis bedeckt das Erdreich und Dunkel die Völker«. Bei dem Apostel Paulus lesen wir den Satz: Das Ganze dieser Weltgestalt liegt im Argen. Gleichzeitig aber werden wir darauf hingewiesen, daß es eine Stelle in diesem trüben Äon gibt, wo das Licht in der Finsternis scheint, wo es hell wird mitten in dem großen Dunkel der Zeiten. Wenn wir das Bild Christi in seiner stillen Hoheit und Reinheit ehrfürchtig auf uns wirken lassen, dann kann es geschehen, daß uns über der Betrachtung dieses Bildes, über der Meditation seiner bevollmächtigten Worte die Gewißheit aufleuchtet: Gott bekennt sich zum Menschengeschlecht, er streckt suchende Hände nach uns aus und möchte uns zum Eigentum haben.

Modernes Denken und Empfinden hat sich besonders daran gestoßen, daß zum Evangelium das Bild des Kreuzes gehört, eine Gestalt voller Jammer, Schmerz und Niedrigkeit.

Der von Schönheitsverlangen und Sinnenlust trunkene Mensch kann damit nichts anfangen. Aber der von Krankheit Geplagte, vom Schicksal Geprüfte findet unschwer den Zugang zu dem großen Leidensbruder. Das Zeichen des Kreuzes sagt uns: mit Gott rechnen und an Gott sich halten bedeutet nicht, einen Garantieschein für ein behagliches und beschwerdenfreies Leben zu eigen zu besitzen. Gott kann den, den er liebt und der ihn liebt, auch leiden lassen. Es bleiben Dunkelheiten und Unbegreiflichkeiten in Gott, die unser Fassungsvermögen übersteigen. Gleichzeitig aber dürfen wir im Blick auf die Art und Weise, wie Christus sein Kreuz angenommen und getragen hat, die Zuversicht fassen: Gott ist auch dann noch am Werk, wenn unsere Augen nur Niederlage und Versagen sehen. Das harmlose Gerede vom lieben Gott ist unserer Generation gründlich vergangen. Wenn wir aber unsere Gottesgewißheit auf das Zeichen des Kreuzes gründen, dann bekommen wir festen Boden unter den Füßen. Wir wollen das Schwergewicht der schicksalhaften Anfechtung, besonders in der Zeit der Krankheit, gewiß nicht verharmlosen. Und doch seien zwei Sätze gewagt und entfaltet: der Mensch, der auf Grund seiner Verbundenheit mit Christus das Herz Gottes neu gefunden hat, erfährt die Versöhnung mit seinem Schicksal, und er darf anfangen, an der Überwindung von Schicksal zu arbeiten.

Man könnte die zahllosen Wünsche und Erwartungen, die jeder Mensch an das Leben hat, einmal vergleichen mit einer senkrecht aufsteigenden Linie. Die Schick-

salsversagungen aber gleichen dem Querbalken, der diese emporstrebende Gerade durchschneidet.
Das daraus sich ergebende Zeichen des Kreuzes sagt uns: einer hat sein Geschick angenommen ohne Hader gegen Gott, einer hat sein Kreuz in williger Aufopferung getragen und ist dafür von Gott in einzigartiger Weise bestätigt worden; nimm auch Du Dein Geschick an, trag Du ihm das Kreuz nach!
Das Bühnenweihfestspiel »Palästrina« von Hans Pfitzner schließt mit den Worten aus dem Mund des durch Leid gereiften Meisters: »Nun schließe mich als letzten Stein an einen Deiner tausend Ringe, Du Gott, so will ich guter Dinge und friedvoll sein.« Wenn ein Mensch dahin kommt, daß er fassen kann: mit all meinem Schicksalsweh bin ich eingefügt in den großen Lebensplan Gottes, dann erfüllt ihn ein Friede, der höher ist als alle Vernunft, dann lernt man Gott selbst unter Tränen loben.
Schicksal erleiden heißt Grenzsetzung und Verlust von Freiheit auf sich nehmen. Aber vergessen wir darüber nicht: es gibt auch Freiheit innerhalb von Grenzen und es gibt Möglichkeiten, Grenzen hinauszuschieben und sich von Grenzen zu befreien. In Goethes »Faust« erklingt der Osterchoral: »Christ ist erstanden aus der Verwesung Schoß, reißet von Banden freudig Euch los.« Man kann diese Worte als Indikativ und als Imperativ annehmen. Als Zusage enthält der Satz die Verheißung: weil mit der Auferstehung Jesu aus Grab und Tod eine neue Lebensbewegung angebrochen ist, darum stehen für uns in reicher Fülle göttliche Lebens-

ströme zu jeder Zeit bereit, die in unsere Mattigkeit und Gebundenheit befreiend eingreifen möchten. Als Aufruf aber verstanden, bedeutet der Satz: Überlaß Dich nicht der Schwermut und Verzweiflung, öffne Dein Herz der Lebensmacht Gottes, die Leib und Seele erneuern kann!

Es gibt Schicksalsschläge, die im Zusammenhang stehen mit Fehlentscheidungen und Verirrungen unseres Lebens. Soweit das der Fall ist, wollen wir bereuen und umkehren. Und es gibt Schicksalsschläge, die uns unverschuldet treffen. Aber auch dann wollen wir uns nicht verhärten. Wer sein Schicksal annimmt in der Gewißheit: Gott weiß, warum und wozu, wird nicht nur selbst getröstet, er kann dann gewiß auch anderen Beistand leisten, die in der gleichen Anfechtung stehen, hat man doch mit Recht gesagt: Nur ein getrösteter Verzweifelter kann einen Verzweifelten trösten.

Das Leidvolle hat im Leben von uns Menschen ungezählte Spielarten. Gänzlich fehlt es wohl bei keinem. Ja, man hat den Eindruck, als wäre einem jeden ein ganz bestimmtes Maß von Leiden zugemessen, und diesem schmerzlichen Los kann der Mensch auf keine Weise entrinnen, auch wenn er es noch so geschickt anzustellen meint, um verschont zu bleiben.

Bedeutsam ist, sich klar zu machen: wir können uns die Art des Leidens nicht selber aussuchen. Es kommt über uns, es wird uns aufgebürdet. Mancher erklärt vielleicht hochgemut, er wäre fähig und bereit, dieses oder jenes Schwere heldenhaft zu ertragen. Aber dann wird ihm etwas ganz anderes auferlegt, was er sich nie und nimmer gewünscht hätte.

Der Mensch ist im Leiden durch andere nicht vertretbar. Niemand kann uns die Schmerzen abnehmen, die das Kranksein mit sich bringt. Wir werden in solchen Zeiten ganz auf uns selbst zurückgeworfen. Weil dem so ist, darum kommt alles darauf an, daß wir den Weg zur göttlichen Verarbeitung des Leidvollen finden. Daß uns solches gelingt, ist keine Selbstverständlichkeit. Denn von Natur liegt uns eher die Verbitterung und Verhärtung des Herzens nahe. Wir hadern mit Gott, der das wehtuende Geschehen nicht zu verhüten wußte. Wir sagen ihm das Vertrauen auf und geraten dadurch erst recht in einen Zustand hoffnungsloser Verlassenheit.

Wenn es heutzutage Millionen von Menschen gibt, die der göttlichen Wirklichkeit gegenüber gleichgültig oder ablehnend eingestellt sind, so sind das keineswegs schlechte Menschen, die für ein ungeordnetes Leben eine atheistische Weltanschauung brauchen. Nein, unter den Religionslosen der Gegenwart finden sich Ungezählte, die mit einem schweren Leben nicht fertig geworden sind, denen in der Zeit der Krankheit und der harten Schläge niemand beigestanden hat und die unter der nicht bewältigten Not in Trotz oder Verzweiflung zusammengebrochen sind.

Verglichen mit der Haltung der Empörung scheint eine andere Einstellung dem Leidvollen gegenüber ungleich höher zu stehen. Wir wollen sie die leise weinende Melancholie und die verstummende Resignation nennen. Ich kannte einen feingebildeten, schwer tuberkulösen Mann. Er sagte mir, er habe alles versucht, mit seinem Krankheitselend fertig zu werden. Das Einzige, was ihm schließlich geholfen habe, sei der Buddhismus gewesen. Die Religion Ostasiens vertritt die Überzeugung: Begehre nichts mehr vom Leben! Laß alle Wünsche, das Verlangen nach Gesundheit, Glück und Erfolg fahren, versenke Dich stattdessen begierdelos mit Deinem kleinen Ich in den Urgrund der Gottheit, und es wird Dich nichts mehr erschüttern noch verwunden können.

Es mag vielleicht gelingen, sich in ein solches Kleid zu hüllen, das aus Tränen und Entsagung gewebt ist. Aber eine solche Erstorbenheit der Empfindung bewirkt dann eben, daß uns nicht nur das Leid, sondern

auch die Freude nicht mehr berührt. Der allem Lebendigen gegenüber innerlich Abgestorbene wirkt wie eine ausgebrannte Hülse. Ein solcher Zustand ist gewiß nicht herrlich und begehrenswert.
Doch es gibt noch eine dritte Möglichkeit, wie wir dem Krankheitselend begegnen können. Statt der Verbitterung oder der müden Entsagung zu erliegen, können wir uns zur Verarbeitung in der Kraft Gottes entschließen. Nach christlicher Überzeugung ist jeder Mensch ein einmaliger, origineller und verheißungsvoller Gedanke Gottes. Die Bibel drückt diese Wahrheit in der Weise aus, daß sie den Menschen das Ebenbild Gottes nennt. Wir müssen freilich zugeben, daß wir diese unsere ursprüngliche göttliche Bestimmung schon oftmals verfehlt und verdorben haben. Wir brauchen dazu nur an die Stunden in unserem Leben zu denken, in denen wir eigensüchtig und unaufrichtig gehandelt haben. Gott aber hat im Grund nur das eine Verlangen, daß wir wieder erwachen möchten zu dem Bild des Ursprungs, nach dem wir geschaffen sind.
Gewiß kann diese Wiederherstellung auch in der Fülle des Lebens geschehen, in dem Glück reich beschenkter Tage. Wir brauchen nur alles Gute und Frohe, was uns zuteil wird, in einen Dank gegen Gott verwandeln, und wir werden durch eine solche Haltung mit dem ewigen Ursprung aufs neue lebendig verbunden. So aber, wie das Menschenherz nun einmal beschaffen ist, neigen wir nur allzu leicht dazu, im Vollbesitz von Reichtum, Erlebnisfülle und Gesundheit Gott zu vergessen und an uns selbst und an der Welt volles Ge-

nüge zu haben. Gott aber möchte nicht, daß wir ihn aus den Augen verlieren. Darum läßt er nicht alles nach unseren Wünschen hinausgehen. Darum legt er einen Querbalken des Kreuzes über unseren Weg, nicht um uns zu quälen, sondern um dadurch auf seine Gegenwart neu aufmerksam zu machen.

Auch die Krankheit dürfen wir in diese großen Zusammenhänge mit hineinnehmen. Vielleicht haben wir über Jahre hinweg keine Zeit gehabt, weder für Gott noch für uns selbst. Immer waren wir beschäftigt, immer waren wir unterwegs nach neuen Zielen, denen wir unruhig und ehrgeizig nachgejagt sind. Nun ist die Krankheit als »Heimsuchung« über uns gekommen. Dieses Wort, das es wohl nur in unserer Muttersprache gibt, bringt beides zugleich zum Ausdruck: wir verstehen darunter eine Prüfung, einen wehtuenden Schlag; zugleich aber deutet das Wort darauf hin, daß Gott uns in diesem Geschehen sucht und besucht, um uns wieder heimzubringen, nachdem die Verbindung mit ihm allzulang gestört oder abgebrochen war. Darum wollen wir angesichts der Krankheit nicht nur fragen: Warum habe ich das bekommen? Warum mußte ausgerechnet mir dieser sinnlose Unfall zustoßen? Wir wollen auch einmal der Frage stillhalten: Wozu könnte es gut sein? Kann ich daraus etwas lernen, das zu lernen ich bisher in meinem Leben versäumt habe? Wenn wir es so auffassen, können wir viel eher zu dem ja sagen, was über uns hereingebrochen ist, und dann werden wir gewiß auch einen inneren Gewinn davontragen.

Die Einsicht in solche Zusammenhänge ist auch wichtig für alle, die mit Kranken umgehen, sei es in der Pflege, sei es beim Besuch am Krankenbett. Gewiß mag man zum Einstieg in das Gespräch mit dem Alltäglichen beginnen, wie das Wetter ist, was in der Zeitung steht, ob der Kranke nachts schlafen kann und wie ihm das Essen schmeckt. Gleichzeitig aber wollen wir nie vergessen: wir haben es mit einem Menschen zu tun, den Gott in seine Schule genommen hat und den er in seiner Wesensentwicklung eine Stufe weiter bringen möchte. Wenn wir uns dies im Stillen vergegenwärtigen, werden wir gewiß auch Worte ehrlicher Anteilnahme finden, die dem Darniederliegenden helfen, seine Situation besser zu verstehen.

Die hebräische Bibel des Alten Testaments wird bekanntlich von hinten nach vorne aufgeschlagen. Was bei unseren Büchern die letzte Seite ist, ist dort die erste, und was bei uns die erste Seite ist, ist dort die letzte. In Anspielung auf diese Regelung hat Martin Luther das tiefsinnige Wort geprägt: »Gottes Wege mit uns sind wie ein hebräisch' Buch, man kann sie nur von rückwärts lesen«. Manchmal wird uns dieses von rückwärts Lesen schon zu Lebzeiten zuteil. Es kann sein, daß wir ein Ereignis, die Versagung eines Wunsches im Augenblick des Geschehens als schwere Beeinträchtigung unseres Verlangens nach Glück empfinden. Zehn oder zwanzig Jahre später aber stellen wir fest: es war von Gott nur gut gemeint, daß er damals eine Grenze setzte oder eine Heimsuchung über uns kommen ließ.

Wir wollen freilich der Ehrlichkeit halber unumwunden zugeben: es gibt Dunkelheiten und Unbegreiflichkeiten furchtbarer Art im eigenen Leben und im Leben derer, die uns nahestehen und anvertraut sind, wo wir völlig darauf verzichten müssen, schon in dieser Weltzeit die einleuchtende Sinndeutung zu gewinnen. Es gibt Wege Gottes mit uns, die wir niemals zu begreifen vermögen, auch nicht am Abend des Lebens, wenn der Rückblick auf die gesamte Lebensbahn vor uns ausgebreitet liegt. In solchen Fällen können wir nur darauf vertrauen, daß uns in einer anderen Welt vom Standort der Ewigkeit aus die befreiende Durchsicht geschenkt werden wird, die uns in dieser Weltzeit auf keine Weise gelingen will.

Unter den Seligpreisungen der Bergpredigt findet sich auch das Wort Jesu: »Selig sind, die da Leid tragen; denn sie sollen getröstet werden.« Es heißt nicht: Selig sind, die da Leid haben. Leid haben ist Menschenlos. Leid tragen schließt in sich die Bereitschaft, sich von dem Traurigen und Bösen, das uns widerfährt, nicht überwältigen zu lassen, in der Gewißheit: Gott weiß, warum er es zuläßt und welchen Plan er damit verfolgt. Wir wollen dankbar dafür sein, wenn sich uns schon während dieses Erdenlebens früher oder später der verborgene Zusammenhang enthüllt. Wo er uns aber verhüllt bleibt bis an das Ende unserer Tage, da wollen wir es mit dem Psalmwort halten: »Wenn der Herr die Gefangenen Zions erlösen wird, werden wir sein wie die Träumenden.«

Krankheit und Geduld

Es gibt Krankheiten, die jäh und völlig unbegründet über uns hereinbrechen. So kann es sein, daß wir uns im Besitz guter Gesundheit froh und erwartungsvoll auf eine Auslandsreise begeben haben. Unterwegs aber haben wir uns eine bösartige Virusinfektion zugezogen, so daß wir reichlich geschwächt mit einer fiebrigen Gelbsucht heimgekehrt sind.

So gewiß es Krankheiten gibt, die mit feindseliger Gewalt von außen her plötzlich an uns herantreten können, — wir wollen darüber nicht vergessen, daß es daneben auch Krankheiten vielerlei Art gibt, die sich still verborgen von langer Hand her in uns vorbereiten. Ungezählte kleinere oder größere Lebensfehler, die wir nicht beachtet oder jedenfalls für völlig harmlos gehalten haben, können sich addieren und summieren und eines Tages unter Umständen ein recht ernstes Krankheitsbild ergeben.

Dabei sollten wir uns klar machen: was über Jahre hin in unguter Entwicklung gewachsen und ausgereift ist, kann keinesfalls über Nacht beseitigt und wieder zurechtgebracht werden. Es braucht dazu Zeit und es ist von uns viel Geduld gefordert, wenn es zu einer wirklichen Ausheilung kommen soll.

Damit ist das Stichwort genannt, das anzunehmen dem Menschen von heute namenlos schwer fällt. Denn Ungeduld ist nun einmal eines der wesentlichen Kennzeichen unserer Generation. Für das moderne Empfinden kann alles nicht rasch genug gehen. Es ist das ein Grundzug unserer Zeit, der sich auf allen Stufen und in allen Lagen des Lebens gleichermaßen beobachten läßt. Da ist die Ungeduld vieler Eltern, die ihren Kindern nicht lange genug das Paradies der Jugendzeit gönnen, die es nicht erwarten können, bis sich die Kinder wie Erwachsene gebärden. Und da ist die Ungeduld der Herangewachsenen, die mit 30 Jahren schon die Führerrangstellung an sich reißen möchten, die ihnen mit 42 durchaus zukommen mag. Von diesem allgemeinen Zeitempfinden her ist es wohl verständlich, wenn uns nichts schwerer fällt, als in der Krankheit Geduld zu beweisen.

Es ist vielleicht gut, wenn wir uns zunächst einige rationale Erwägungen vor Augen halten, warum es in Zeiten der Krankheit ohne Geduld nicht geht. Wer zum ersten Mal als Besucher oder als Patient eines unserer großen Krankenhäuser betritt, der mag sich beeindruckt und bedrückt fühlen von den langen Fluren und den zahlreichen Stationen, die durchwandert werden müssen, bis man schließlich an dem gesuchten Bett angelangt ist.

Es wird einem dabei sonnenklar: Du bist nicht der einzige, um den sich Schwestern und Ärzte zu kümmern haben, du bist einer, du bist eine unter vielen, vielen andern, verliere darum nicht gleich die Geduld, wenn nicht schon in der ersten Woche nach dem Eintritt alle Untersuchungen abgeschlossen vorliegen, die sich als nötig erweisen! Aber selbst wenn nach einiger

Zeit alle Ergebnisse beisammen sind, dann braucht es abermals Zeit, bis der Chefarzt und seine Mitarbeiter sich über die Auswertung der Laboratoriumsbefunde in Richtung auf die einzuschlagenden Heilmethoden klar geworden sind. Und wenn diese in Gang gekommen sind, dann muß man abermals bedenken, daß die angewandten Mittel im allgemeinen nicht zauberhaft schlagartig wirken. Auch ist durchaus damit zu rechnen, daß ein zunächst eingesetztes Pharmakon sich als ergebnislos erweist und durch andere Erprobungen ersetzt werden muß. Wieviel Geduld verlangt das alles vom Patienten und gewiß auch von den Ärzten, die wir darum mit unserer Ungeduld nicht allzu sehr plagen sollten.

Aber nun ist eigenartig, wie sich in Zeiten der Krankheit selbst kluge und lebenserfahrene Leute oft merkwürdig unkritisch und unverständlich verhalten. Das Emotionale und Affektive kann in der Krankheit eine solche Gewalt über uns gewinnen, daß die rationalen Erwägungen nicht mehr ausreichen, um uns die Geduld zu verleihen, die für die Ausheilung einer Krankheit unentbehrlich ist.

Damit stehen wir vor der Frage: woher sollen wir die Kraft zur Geduld nehmen, die wir uns selbst oft nicht zu geben vermögen? Aus dem Mund des Propheten Jeremia (Klagelieder 3, 20) ist uns das Wort überliefert: »Es ist ein köstlich Ding, geduldig sein und auf die Hilfe des Herrn hoffen«. Daran wird deutlich: es ist keine Selbstverständlichkeit, in Zeiten der Trübsal geduldig zu sein. Wohl aber gilt es, das Herz auf Gott hin auszurichten und von ihm sich die Kraft schenken zu lassen, daß wir in Zeiten der Anfechtung durchhalten können. In dem Römerbrief des Apostels Paulus wird Gott einmal »der Gott der Geduld und des Trostes« genannt (15,5). Diese Aussage will nicht nur bezeugen, daß Gott mit uns Geduld hat, auch wenn wir uns ihm entfremden und weite Umwege und Irrwege in unserem Leben gehen; nein, es wird uns damit gleichzeitig verheißen, daß Gott die hilfreiche Lebensmacht ist, die Geduld und Trost darreicht, wenn wir uns nur verlangend danach ausstrecken.

Im Strudel der Welt, im Gehaste des Lebens war vielleicht die Kontaktaufnahme mit der göttlichen Lebensquelle erstorben oder häufig unterbrochen. Nun legt uns die Krankheitszeit mit ihren vielen leeren, langen Stunden bei Tag und Nacht aufs neue nah, das Gespräch des Herzens mit dem ewigen Du Gottes wiederaufzunehmen.

In der griechischen Sprache, in der das Neue Testament geschrieben ist, heißt das Wort für Geduld: darunter bleiben können. Gedacht ist dabei an eine unwillkommene, schwer drückende Last, die wir am liebsten abwerfen möchten und die doch durchgetragen werden muß bis zum erreichten Ziel hin. Im Zusammenhang damit bekommt ein anderes Wort des Apostels Paulus besondere Anschaulichkeit, wenn es im zweiten Brief an die Thessalonicher (3, 5) heißt: »Gott richte eure Herzen zu der Geduld Christi«.

Die Evangelien berichten uns, wie Jesus den Kreuzesbalken auf der eigenen Schulter zur Richtstätte hinaustragen mußte. Er warf die Last nicht ab. Er blieb darunter, obwohl er sich die schwere Passion hätte sparen können, wenn er seinen Gegnern nach dem Mund geredet hätte. Es war eine ungeheure seelische Tragkraft, die er damit bewies, daß er das Kreuz auf sich nahm. Von dieser Geduld Christi wollen wir lernen, auch unsererseits auszuharren, statt uns gegen die drückende Last zu empören. Wir dürfen uns mit Christus zusammenschließen in einer Verbundenheit, die so innig ist, wie eine Rebe am Weinstock hängt, dann werden wir erfahren, wie etwas von seiner Tragkraft auch auf unsere müde und matte Seele übergeht.

Das letzte Buch der Bibel enthält Worte des Lebens, die der erhöhte Christus aus der göttlichen Welt seinem Jünger Johannes kundgemacht hat. Dazu gehören in den Eingangskapiteln auch die sogenannten Sendschreiben, in denen die Vorsteher von sieben kleinasiatischen Gemeinden angeredet werden. Dabei heißt es in dem Zuspruch an die Gemeinde von Ephesus: »Ich weiß deine Werke und deine Arbeit und deine Geduld; du hast um meines Namens willen Lasten getragen und bist nicht müde geworden« (2, 2). Gewiß ist das alles zunächst auf die damalige Situation der Gemeinde hin gesprochen, die in Zeiten der Verfolgung gestärkt und ermutigt werden sollte. Aber wir dürfen diese wunderbaren Worte doch auch unmittelbar auf uns beziehen und dürfen uns sagen: Gott, der uns in Jesus Christus kein fremder Name geblieben ist, der sich in diesem Heilandsleben völlig zu uns gestellt und bekannt hat, er weiß um die Aufgabe und Bewährung unserer Geduld, und diese Vergewisserung kann uns dazu helfen, die Geduld nicht zu verlieren, sondern vielmehr, wie der Hebräerbrief sagt, »in Geduld in dem Kampf zu laufen, der uns verordnet ist« (10, 36).

Machen wir uns zuletzt noch klar, wie sehr wir, die Gesunden, als die Angehörigen unserer Kranken, dazu beitragen können, ob die Geduld im Krankenzimmer festbleibt oder ermattet. Je mehr wir bereitwillig in die Lücken treten, die durch den Ausfall eines Familienglieds entstehen, um so mehr helfen wir dem Darniederliegenden, sich in Geduld zu fassen. Und je mehr wir klagen und Unwillen darüber äußern, daß eine Kraft daheim fehlt, um so schwerer machen wir es dem Patienten, die Krankheit anzunehmen und durchzustehen. Darum müssen es auch die Werktätigen lernen, sich in der Geduld zu üben und die Opfer zu bringen, die damit verbunden sind.

Die ganze große Schöpfung in ihrer überwältigenden Erscheinungsfülle ist recht verstanden ein Zeichen der göttlichen Geduld. Gott läßt sich Zeit, bis ein Kind im Mutterleib heranwächst. Es dauert Zeit, bis ein Kind stehen, gehen und sprechen lernt. Es dauert Zeit, bis das Korn im Acker zur schnittreifen Frucht heranreift. Der Jakobusbrief sagt dazu: »Siehe, ein Ackersmann wartet auf die köstliche Frucht der Erde und ist geduldig darüber, bis sie empfange den Frühregen und Spätregen.« Im unmittelbaren Anschluß daran erfolgt dann die Mahnung: »So seid auch ihr geduldig und stärket eure Herzen« (5, 7). Je besser es uns gelingt, in die Mysterien von Gottes Schöpfungs- und Erlösungswerk einzudringen, um so mehr wird es uns möglich sein, die Geduld aufzubringen, die in der Krankheit unerläßlich ist.

Krankheit und Vereinsamung

Jede Krankheit, ganz gleich, ob sie zuhause oder in einer Klinik, einem Sanatorium bewältigt wird, verändert unsere Lebenslage und unser Lebensgefühl von Grund aus. Trotz Sorge und Schmerz, die sich dabei einstellen, mag das erste Empfinden gleichwohl oftmals das Gefühl einer gewissen Erleichterung sein. Nun heißt es nicht mehr um sechs Uhr früh aufstehen und zur Bushaltestelle eilen, um ja rechtzeitig zum Arbeitsplatz zu kommen. Ich darf als Frau und Mutter die Haushaltspflichten dahinten lassen. Mögen Mann und Kinder sehen, wie sie allein durchkommen! Sollen sie ruhig einmal merken, wie es daheim an allem fehlt, wenn die Seele des Haushalts ausfällt! Niemand erwartet von uns im Zustand der Krankheit sonderliche Leistungen. Dafür kümmern sich jetzt andere um uns, Ärzte und Schwestern. Wir werden liebevoll betreut, vielleicht nach langer Zeit zum ersten Mal wieder; das alles kann durchaus als Wohltat empfunden werden.

Eine der am tiefsten einschneidenden Verwandlungen, die sich aus der neuen Lage ergibt, ist, daß wir plötzlich über eine Unmenge freier Zeit verfügen. Wie waren die Wochen und Monate vorher gejagt und gehetzt! Kaum, daß wir uns untertags eine Viertelstunde Ruhe gönnen konnten. Immer wartete schon eine neue Pflicht, ein neuer Termin, ein zusätzliches Müssen auf uns. Nun darf ich still liegen und träumen. Ich kann den Lauf der Sonne an meinem Fenster verfolgen. Ich kann ein besinnliches Buch zur Hand nehmen und über so manches nachdenken, was im Lärm des Alltags völlig untergegangen war.

Freilich, wenn die Krankheit länger dauert, dann kann gerade das alles, was wir zunächst begrüßt haben, das Wegfallen der Pflichtleistungen, die Fülle der freien Zeit, zur Not und Anfechtung werden. Wir fangen an zu seufzen: Ach, wenn ich doch bald wieder aufstehen und an meine Arbeit gehen dürfte! Wie soll ich den lieben langen Tag nur herumbringen! Wieder und wieder blickt man von seinem Lager aus nach der Uhr und stellt bekümmert fest, daß noch keine Viertelstunde vergangen ist, seit es zum letzten Mal geschah.

In der Anfangszeit der Krankheit erfährt man gütiges Verstehen und teilnehmendes Mittragen. Es kommen Blumen, Briefe und Besuche, und aus allem dürfen wir spüren, daß liebe Menschen an uns denken. Aber wenn sich das Schmerzenslager in die Länge zieht, dann kann es sehr wohl geschehen, daß die Vereinsamung um uns her mehr und mehr zunimmt. Man kann sich einsam fühlen nicht nur in einem Einzelzimmer, sondern auch in einem Saal mit mehreren Leidensgenossen zusammen. Wie oft hat mir der Nachbar schon die Geschichte seiner Krankheit, seine Familienverhältnisse erzählt, sodaß ich die Wiederholung seiner Mitteilungen kaum mehr anhören kann. Die Besuche von auswärts sind seltener geworden. Schließlich sind sie ganz ausgeblieben. Es ist, als hätte man uns vergessen und abgeschrieben.

Unsere deutsche Sprache unterscheidet in feiner Differenzierung die beiden Worte Einsamkeit und Vereinsamung. Einsamkeit kann willkommen, wohltuend und hilfreich sein. Vereinsamung aber tut weh, sie kann das Herz in Traurigkeit und Verzweiflung stürzen.

Um das Leid der Vereinsamung von den Kranken zu nehmen, müssen in erster Linie die Gesunden angesprochen und aufgerufen werden. Wir laden Schuld auf uns, wenn wir die Kranken vergessen und sich selbst überlassen. Wenn Vater oder Mutter, Großeltern oder Geschwister, Freunde und nahe Bekannte in die Klinik gebracht werden, dann sollte es uns eine liebe und selbstverständliche Pflicht sein, uns regelmäßig nach ihnen umzusehen, auch wenn ein solcher Besuchsauftrag über größere Zeiträume hin sich als nötig erweisen sollte. Es muß nicht sein, daß wir dabei zusätzlich Lebensmittel abliefern, es sei denn, daß der Kranke einen besonderen Wunsch in dieser Richtung geäußert hat. Ärzte und Schwestern sehen es sowieso nicht gern, wenn ihre diätetischen Anordnungen durch unangebrachte Liebesgaben durchkreuzt werden. Wohl aber können wir den Patienten erfreuen durch einen Blumengruß, durch geeignete Lektüre und am allermeisten durch unser leibhaftiges Kommen und Dasein. Wir Gesunden tun gut daran, uns auf jeden solchen Besuch innerlich vorzubereiten. Wer es kann, der bitte Gott, daß ihm für den Aufenthalt am Krankenbett das rechte Wort und die rechte Verhaltensweise geschenkt werden möge. Man kann zu laut reden, zu viel reden, zu lebhaft reden, zu oberflächlich daherreden. All das greift den Patienten mehr an, statt daß es ihm wohltut. Man kann den Bettlägerigen zu sehr bemitleiden. Aber allzu rasch in Gleichgültigkeit an seinen Sorgen, Schmerzen und Ängsten vorüberzugehen, ist auch nicht wohlgetan. Beides hinterläßt bei dem Besuchten ein Gefühl der Enttäuschung, das nicht empfangen zu haben, was er sich von der Begegnung ersehnt und erhofft hatte.

Aber auch wenn keine nächsten Angehörigen auf unserer Besuchsliste stehen, sollten wir uns gleichwohl die Frage vorlegen: gibt es nicht im erweiterten Lebenskreis Menschen, die sich freuen würden, wenn ich mich gelegentlich nach ihnen umschaue? Seien wir doch nicht träge zu solchem Dienst! Machen wir uns auf den Weg und suchen die Einsamen auf! Im übrigen ist jeder Krankenhausseelsorger freudig bereit, uns auf Anfrage hin Namen von Kranken zu nennen, von denen er weiß, daß sie unter einem Verlassenheitskomplex leiden.

In der großen Gerichtsrede des Matthäus-Evangeliums nennt Jesus unter den Werken der Barmherzigkeit, deren Erfüllung er von uns erwartet, neben dem Speisen der Hungrigen und dem Bekleiden der Nackten vor allem das Besuchen der Kranken. Er ist in ihnen gegenwärtig, er steht hinter ihnen und spricht zu uns: »Was ihr getan habt einem dieser meiner geringsten Brüder und Schwestern, das habt ihr mir getan!«

So gewiß wir Gesunden dazu beitragen können, die Anfechtung der Vereinsamung von den Kranken fernzuhalten, — es muß ihnen gleichzeitig gezeigt werden, wie sie bei sich selbst mit ihrer Einsamkeit fertig werden können. Es gibt heutzutage auch für die Kranken zahlreiche Möglichkeiten der Zerstreuung. In jedem Krankensaal liegen Illustrierte herum, in denen man blättern kann. Das Fernsehen hat wohl in jede Klinik Eingang gefunden. Es ist verständlich, wenn der Kranke nach allen Möglichkeiten greift, die ihm dazu helfen, mit dem Übermaß an freier Zeit, an hohlen und leeren Stunden fertig zu werden. Und doch wird jeder Kranke bald merken, daß diese Mittel der allgemeinen Unterhaltung nicht das Eigentliche sind, was er braucht und was ihm weiterhilft. So gewiß alles zu begrüßen ist, was einem harmlosen Zeitvertreib dient, — wir sollten die Zeit der Krankheit dazu nützen, daß wir innerlich ein Stück weiterkommen auf dem Weg der Lebensreife. Wie gut ist es, in den Stunden der Morgen- oder Abenddämmerung still darüber nachzudenken: Was war in meinem Leben in der letzten Zeit verkehrt? Habe ich mich geübt in guten Gedanken, in guten Worten und Taten, oder hat es im Blick auf diesen Dreiklang bei mir bedenklich gefehlt? Sind wir über solchen Erwägungen und Einsichten zu uns selbst gekommen, dann wird uns der nächste Schritt nicht allzu schwer fallen, daß wir unser Herz Gott darbringen und mit dem ewigen Du zu sprechen beginnen. Wir wollen dieses tastende Verbindungsuchen mit der göttlichen Wirklichkeit noch gar nicht Gebet nennen.

Aber es ist doch eine Vorstufe in der Richtung daraufhin. Dazu hat Gerhard Tersteegen den Rat gegeben: »Wenn Du nicht beten kannst, dann sage es Gott, dann klage es ihm, und siehe, Du betest schon!«
Es kann sein, daß unser Herz im Blick auf eine Erkrankung, die weh tut und die uns ganz und gar nicht behagt, voller Erbitterung ist gegen die unbekannte, unbegreifliche Macht, die uns diese Last zu tragen auferlegt hat. Wir dürfen in den Stunden der Einsamkeit auch solche Empörungen gegen Gott ruhig laut werden lassen. Wir wissen aus dem Alten Testament, wie der Dulder Hiob mit Gott in Vorwurf und Anklage leidenschaftlich gerungen hat, und er hat sich durch keine Mahnung der ihn besuchenden Freunde davon abhalten lassen.
Wir wollen uns aber auch das Beispiel Christi zum Vorbild nehmen. Wohl hat er am Vorabend seiner großen, schweren Passion einige der Jünger gebeten, mit ihm zu wachen, ihm in seiner Gefährdung beizustehen. Als sie aber versagten und aus Kummer und Ratlosigkeit in einen tiefen Schlaf versanken, da hat der todgeweihte Herr und Heiland in letzter Einsamkeit mit Gott gerungen: »Vater, ist's nicht möglich, daß dieser Leidenskelch an mir vorüber geht, so geschehe Dein Wille!« Jesus hat die Verlassenheit im Ölberggarten verwandelt in ein Reden und Ringen mit Gott, und diese Zuflucht gab ihm die Kraft, in überlegener Hoheit seinen Gegnern gegenüberzutreten und seinen Opfergang in einen Sieg zu verwandeln.

Um diese innere Einkehr wollen auch wir ringen, wenn wir vor einer schweren Operation stehen oder wenn uns der Arzt die Mitteilung macht, daß wir noch mit einem langen Krankenlager zu rechnen haben. Statt der Bitterkeit und Verzweiflung anheimzufallen, wollen wir sprechen lernen: »Meine Seele ist stille zu Gott, der mir hilft«. Es wird alles tragbar, wenn wir auf ewigem Grund stehen, und es wird uns alles zu viel, in gesunden wie in kranken Tagen, wenn uns dieser Halt fehlt.

Haben wir es aber einmal gelernt, die Vereinsamung zu durchbrechen, weil Gott unser Freund und Halt geworden ist, dann werden wir auch einen neuen Zugang zu dem Du an unserer Seite finden. Gewiß, es gibt Vereinsamung, die schicksalhaft über einen Menschen kommen kann. Wer z. B. ein hohes Alter erreicht, muß es hinnehmen, wie ein guter Freund nach dem anderen dahingeht und neue Freunde nicht mehr zu gewinnen sind. Wir wollen aber ruhig der Frage standhalten, ob unsere Vereinsamung nicht auch damit zusammenhängen könnte, daß wir zu sehr bei uns selbst geblieben sind. Wer sich nicht verschenken kann, wird auch nichts empfangen. Wer Güte ausstrahlt, wird wiederum Güte ernten. Man kann verheiratet sein und erwachsene Kinder haben und sich trotzdem verlassen vorkommen, weil zu wenig Liebe und Aufopferung eingesetzt worden ist. Und man kann zu den Unverheirateten oder Verwitweten gehören und kann trotzdem in einer Fülle von reichen und beglückenden Lebensbeziehungen stehen, wenn man sich nicht um sich selbst gedreht hat, sondern darauf bedacht war, für andere da zu sein.

Selbst unser Verhältnis zur Natur gestaltet sich verschiedenartig, je nach dem, ob ein Mensch in seinem Herzen verschlossen oder offen ist. Wenn ich mit Gott und der Welt zerfallen bin, dann kann der Baum vor meinem Fenster blühen und die Amsel ein süßes Lied singen, es dringt nicht in mich ein. Bin ich heimgekehrt in den Frieden, der höher ist als alle Vernunft, dann bekomme ich einen neuen Sinn für die Schönheit der Schöpfung, ich kann selbst unter Tränen lächeln und mich freuen an den Wundern des Lebens, die mich umgeben.

Wir wollen gewiß nichts verharmlosen. Krankheit kann zur furchtbaren Seelennot und Anfechtung werden. Krankheit kann in schmerzliche Vereinsamung hineinführen. Aber der Gott, der uns das Leben gab, will auch in der Krankheit unser Helfer und Beistand bleiben. Haben wir ihn gefunden durch die Erschütterung, die die Krankheit mit sich gebracht hat, haben wir mit ihm den Bund der Liebe und der Treue aufs neue festgemacht, dann ist das Erlebnis der Krankheit nicht umsonst gewesen. Dann hat dieses Widerfahrnis dazu dienen dürfen, daß wir aus der Vereinsamung heraus den Weg finden zum Gespräch mit Gott, mit dem Nächsten und mit allen seinen Werken.

Bei dem Wort Fasten denken wir an die Einschränkung oder gar an den völligen Verzicht auf Nahrungsaufnahme. Sinnvollerweise kann es sich allerdings dabei nur um die Enthaltung von fester Speise handeln; denn das Trinken von quellfrischem Wasser, von Obst- oder Gemüsesäften darf auf keinen Fall unterbleiben, sonst könnte sich der Fastende schwere gesundheitliche Schädigungen zuziehen.

Die moderne Medizin hat die heilsame Wirkung des Fastens neu entdeckt. Sie nennt das Fasten »eine Operation ohne Messer«. Wenn auch nicht bei allen Krankheiten davon Gebrauch gemacht werden kann, so gibt es doch eine Fülle von Leiden, z. B. bösartige, hartnäckige Hautausschläge, bei denen man mit dem Fasten wahre Wunderwirkungen erzielt. Es empfiehlt sich allerdings, in solchen Fällen nicht auf eigene Faust zu kurieren, sondern ein ärztlich geleitetes Fastensanatorium aufzusuchen.

Erfahrungsgemäß sind die drei ersten Fastentage schwer durchzuhalten. Dann aber melden sich kaum mehr Hungergefühle, und der Organismus kann an die Arbeit gehen, eine Fülle von schädlichen und überflüssigen Stoffen abzubauen. Dabei entfaltet unser Leib eine erstaunliche Weisheit, indem die lebenswichtigen Depots unangetastet bleiben und bis zuletzt geschont werden. Die körperliche Entlastung wirkt sich auch auf das geistige und seelische Leben nachhaltig aus. Der Mensch, der sich leicht und unbeschwert fühlt, kommt zu neuen Einsichten und Entschlüssen, er gewinnt eine überlegenere Einstellung zu seiner Vergangenheit und Zukunft, ja selbst die Bereitschaft, auf die göttliche Wahrheit zu hören, erwacht dann vielfach zu ungeahnter Lebendigkeit.

Aber nun gibt es ja das Fasten nicht nur als Reduktion und Verzicht auf allzu üppige Tafelfreuden. Man kann auch fasten, indem man sich im Blick auf viele andere Genüsse des Lebens eine teilweise oder völlige Enthaltsamkeit auferlegt. Es ist immer gut, von Zeit zu Zeit festzustellen, wer eigentlich Herr im Haus ist, ich selbst oder die Ansprüche des Lebens, die mich völlig gefangen halten. Wenn die neutestamentliche Botschaft sagt: »Alles ist euer«, dann gehört dazu auch das Romanlesen und das Musizieren, das Fernsehen und das sportliche Interesse. Vom Übel aber wird es, wenn der Umgang mit dem allen eine solche Gewalt über mich bekommt, daß ich davon nicht mehr lassen kann, daß ich es tun muß, obwohl ich längst gemerkt habe, daß es in dem vorhandenen Ausmaß für mich nicht mehr heilsam und auch für meine Umgebung nicht mehr gut ist.

In all solchen Fällen ist es dann höchste Zeit, ein Fasten einzulegen, um die verlorene innere Freiheit zurückzugewinnen. Wer in diesem Sinn willig wird, sich in Zucht zu nehmen, merkt bald, wie ihm ein spürbarer Kraftgewinn zuwächst. Es fällt uns leichter, in einer Schulklasse Disziplin zu halten. Das Wort, das wir als Vater oder Mutter an die Kinder richten, gewinnt an Autorität. Vorgesetzten Personen können wir in ruhiger Überlegenheit gegenübertreten. Während wir anvertrauten Geheimnissen gegenüber bisher vielleicht nicht schweigen konnten, bringen wir es jetzt auf einmal fertig. Es erfüllt sich jedenfalls etwas von der Wahrheit des Wortes, das Jakob Böhme, dem tiefsinnigen Schusterphilosophen aus Görlitz im Zeitalter des Dreißigjährigen Kriegs, zugeschrieben wird: »In der Überwindung ist Freude.«

Wer mit der Bibel des Alten und Neuen Testaments vertraut ist, weiß, daß das Fasten dort an vielen Stellen erwähnt wird. Wenn im alten Israel ein König starb oder wenn Feinde das Land bedrohten, dann wurde für das Volk ein allgemeines Fasten angeordnet. Dahinter steht die durchaus zutreffende Erkenntnis, daß der Mensch Trauer und schwere Zeiten leichter bewältigt, wenn er im Leiblichen nicht zu sehr belastet ist. In der Apostelgeschichte (14, 23) lesen wir: wenn die urchristlichen Sendboten zu einer Missionsreise aufbrachen, dann veranstalteten sie nicht ein Festessen, nein, sie riefen die Ältesten der Gemeinde zusammen, beteten und fasteten mit ihnen und zogen dann frohgemut ihre Straße. Das Markusevangelium (Kap. 9) erzählt, wie ein Vater sein schwerkrankes Kind zu den Jüngern brachte; diesen aber war es nicht möglich, den mondsüchtigen Knaben zu heilen. Da kommt Jesus vom Berg der Verklärung herab. Seiner heiligen Vollmacht gelingt es, das hart gebundene Leben von aller Plage zu befreien. Kaum hat sich der Vater mit dem geheilten Sohn entfernt, da fragen die Jünger ihren Herrn und Meister, warum sie hier nicht helfen konnten, obschon doch auch ihnen manche Herrschaft über die Krankheitsmächte geschenkt worden war. Darauf antwortete Jesus mit dem vielsagenden Wort: Diese Art — gemeint ist eine Art besonders schwerer Bindung — kann durch nichts ausfahren als durch Beten und Fasten.

Die christliche Kirche hat all diese biblischen Hinweise nie ganz vergessen. Wir wissen von vielen großen Gestalten der Kirchengeschichte, daß ihnen freiwillige Fastenzeiten wohlvertraut waren, und ihr geistesmächtiger Einfluß auf die Massen des öffentlichen Lebens mag nicht zuletzt damit zusammenhängen. Darüber hinaus hat die christliche Kirche die Wochen im Kirchenjahr, die dem Gedächtnis der Passion Jesu gelten, in besonderer Weise als Fastenzeit für jedermann bestimmt. Es zeugt von großer seelsorgerlicher und ärztlicher Weisheit, daß man die Fastenzeit gerade in die Wochen des beginnenden Frühjahrs gelegt hat. Der Winter mit seiner notwendig kräftigen Ernährung belastet den Leib des Menschen; dazu erregt der Frühling Blut und Sinne leicht in neu erwachender Begierde. Da ist es wahrlich angebracht, gerade jetzt die leiblichen Genüsse einzuschränken und das seelisch-geistige Wunschleben zu überprüfen und zu ordnen. Gewiß, wer arbeitet, soll auch essen. Vor übertriebenen Fastenkünsten kann nur gewarnt werden. Auch die römische Kirche hat darum neuerdings die Fastenvorschriften sinnvoll gemäßigt und geregelt.

Aber wie wäre es, wenn etwa der Raucher in der Fastenzeit einmal auf den Nikotingenuß verzichten würde, nur um sich selbst dadurch zu bestätigen, daß er kein Sklave seiner Suchtleidenschaft geworden ist? Man kann das Fasten üben im Anschluß an die vorgeschriebenen Ordnungen im Kirchenjahr und man kann das Fasten jederzeit für sich persönlich in freier Wahl vollziehen in Zeiten besonderer seelischer Anfechtung und Erschütterung. Man kann aber auch die Krankheit auffassen als eine Gelegenheit zum Fasten, im doppelten Sinn von leiblicher und seelischer Einschränkung und Verzichthaltung. Dabei werden wir merken: in dem Augenblick, in dem wir die Krankheit so auffassen, wird es uns leichter fallen, mit ihr fertig zu werden. Kriegsgefangene, die in Rußland unter bedenklicher Unterernährung zu leiden hatten, haben in der Rückerinnerung bekannt: Von der Stunde an, da wir unser Hungern und Entbehren als Fasten auffaßten, wurden wir mit dem Mangel viel besser fertig als zuvor.

Frühere Zeiten waren der Meinung: der Kranke müsse besonders gut und reichlich gefüttert werden. Die fortschrittliche Medizin ist von dieser Auffassung völlig abgekommen. Je weniger der Kranke mit überflüssiger Nahrung belastet wird, umso weniger wird »der innere Arzt«, auf den hinzuweisen ein Paracelsus nie müde geworden ist, bei seinem Heilbestreben gestört, umso rascher kann der Patient genesen.

Aber auch für das geistig-seelische Fasten kann die Krankheit zum heilsamen Anstoß werden. Es braucht kein Schaden zu sein, wenn einmal vieles ausfällt und unterbleibt, woran wir uns allzusehr gewöhnt hatten. Man mag überdenken, wie wir bislang mit unserer Freizeit, mit unserem Geld umgegangen sind, wie wir zu unserem Beruf, zu unseren Vorgesetzten und Untergebenen eingestellt waren. Dabei kann sich uns manche wichtige Erkenntnis aufdrängen, was wir falsch oder verkehrt gemacht haben. Wir können neue Entschlüsse fassen, an welcher Stelle unser Leben künftighin disziplinierter verlaufen muß.

Wenn wir die Krankheit so in freiwilliger Annahme als Fastenzeit auffassen, können wir als erneuerte und verwandelte Menschen vom Bett aufstehen, ja wir können die Krankheit rückblickend sogar segnen, weil sie uns innerlich einen wesentlichen Schritt vorwärts gebracht hat.

Wer sich je einer ärztlich geleiteten Fastenkur unterzogen hat, weiß: mit das Wichtigste ist dabei, daß das Abfasten in der rechten Weise geschieht. Nichts wäre verkehrter und verhängnisvoller, als nach Abschluß der enthaltsamen Tage gleich wieder eine reichliche oder gar üppige Mahlzeit zu sich zu nehmen. Man würde sich dadurch beträchtlichen Schaden zufügen. Die Wiederanpassung an die gewohnte Ernährung muß langsam und behutsam erfolgen.

Sind wir aber schon bereit, auch unser Kranksein einmal als eine Art Fastenzeit anzusehen, dann gilt auch von dem Wiederaufstehen nach der Krankheit das gleiche Grundgesetz: nur nicht sich sofort wieder in Unrast und Ungeduld in das volle Arbeitsgewühl des

Lebens stürzen. Man muß sich Zeit lassen für die Rückkehr ins normale Leben. Der Genesene hat ein Recht auf Schonung und Rücksichtnahme, ehe ihm die volle Last des Alltags wieder auferlegt wird. Wo dieses Grundgesetz von seiten des Kranken und seiner Angehörigen nicht bedacht und geachtet wird, da kann es zu Rückschlägen kommen, bei denen es ärger wird denn zuvor.

Ein bekanntes Wortspiel lautet: es lebt der Mensch, solang er hofft; es hofft der Mensch, solang er lebt. Diese Aussage macht deutlich, daß das Hoffen ein unaufgebbarer Bestandteil des menschlichen Wesens ist. Wir Menschen können nicht anders, als uns an eine Hoffnung zu klammern.

Für den kranken Menschen ist es besonders wichtig, daß er die Hoffnung auf Genesung nicht fahren läßt. Nichts ist schlimmer, als sich in Zeiten der Krankheit fallen zu lassen und sich der Hoffnungslosigkeit zu ergeben. Es werden dadurch alle Vorgänge im Leibesgeschehen wie gelähmt, während sie durch die Kraft der Hoffnung beschwingt und beflügelt werden. Aber wie wollen wir Hoffnung begründen, wenn sie mehr sein soll als ein fragwürdiges Wunschprodukt? Es gibt Hoffnungsziele, die rein innerweltlicher Art sind. Wir sagen: es wird schon nicht so schlimm werden, alles geht vorüber. Mensch, reg' dich nicht auf, mach' dir nichts daraus, wenn du aus dem gewohnten Ablauf des Lebens einmal eine Zeitlang ausgeschaltet bist, du kommst schon wieder hinein!

Sicher ist es immer noch besser, sich mit solchen Vertröstungen Mut zuzusprechen als sich einer müden Verzweiflung zu überlassen. Aber wie anders werden wir gehalten und aufgerichtet, wenn wir unsere Hoffnung auf die göttliche Lebensmacht setzen und mit

ihrer Gegenwart und Beistandshilfe zuversichtlich rechnen!
Die biblischen Schriften sagen uns aus dem Mund der Apostel und Propheten eine doppelte Wahrheit. Sie bezeugen uns: Gott ist da, er umgibt uns von allen Seiten, wir müssen ihn nicht in irgendeiner unendlichen Ferne suchen, wir dürfen in ihm leben und weben. Alle Dinge, auch unser individuelles Leben, sind von ihm, durch ihn und zu ihm hin geschaffen.
Dazu tritt als zweite Wahrheitsaussage das Angebot: In Gott liegen unermeßliche, unerschöpfliche Kräfte von Licht, Liebe und Leben für uns bereit. In dem Sinn heißt es in dem Buch des Propheten Jesaja: »Weißt du nicht? hast du nicht gehört? Der Herr, der ewige Gott, der die Enden der Erde geschaffen hat, wird nicht müde noch matt. Er gibt dem Müden Kraft und Stärke genug dem Unvermögenden« (40, 28 f).
Vergegenwärtigen wir uns doch, um solchen Zuspruch in seinem vollen Ausmaß zu verstehen: was für eine unendliche Schöpferkraft Gottes wirkt und waltet in der Bewegung der Gestirne, in dem Wogen der Meere, in der Wachstumskraft der Bäume und der Ährenfelder! Schon in jedem Atom schlummert eine unvorstellbare Dynamik, die der Menschheit gewaltige Arbeitslasten abnehmen kann, wenn die Auswertung zu friedlichen Zwecken geschieht. Wie könnten wir Menschen aufleben, wenn nur ein Bruchteil dieser göttlichen Energie uns zuteil wird!
Dazu gibt uns das Kommen Christi in die Welt die Gewißheit: Gott will diese segenspendenden Lebens-

kräfte nicht für sich behalten, er will sie uns zu eigen schenken. Er will nicht, daß Müdigkeit und Trauer, daß Schmerz, Krankheit und Ohnmacht über uns herrschen. Er möchte vielmehr, daß wir aufstehen und fröhlich an unser Tagewerk gehen.

Es ist ein wesenhafter Unterschied, ob ein Mensch seine Hoffnung nur aus irdischen Erwägungen und Erwartungen nährt oder ob unsere Hoffnung sich aus ewigen Kraftquellen speist. Innerweltliche Hoffnung mag genügen, wenn es sich um kleine Nöte, um geringe Sorgen und Anfechtungen handelt. Wenn aber harte Not über uns hereinbricht, dann empfinden wir alle vordergründigen Beruhigungsversuche als leidige Tröstung. Wir merken bald, sie reichen nicht aus, um uns über böse Zeiten hinwegzutragen.

Um aus dem Meer der göttlichen Kräfte erfrischt und erneuert zu werden, dazu müssen wir uns weit auftun; sonst kann der Zustrom aus der Fülle der Ewigkeit nicht bei uns Einkehr halten. Es gibt Abschnürungen des Herzens durch Unmut und Bitterkeit, durch Spott und Zweifel, durch Verzagtheit und Kleinglauben. Durch das alles wird Gott gehindert, uns einen vollen Gnadensegen zuteil werden zu lassen. Mögen noch so viele gewichtige Gründe für eine Haltung der Abwehr und der Verschlossenheit sprechen, – machen wir uns doch klar: das alles dient auf keinen Fall unserer Wiederherstellung. Und dabei möchten wir alle doch gern gesund werden und gesund bleiben.

Aus dem Munde Jesu stammt das bedeutsame Wort: »Alle Dinge sind möglich dem, der da glaubt«. In dem Wort glauben steckt die Wortwurzel Lieben und Sich-Angeloben. Daran wird deutlich: es geht bei dem Vollzug des Glaubens nicht darum, daß wir irgendwelche theologischen Lehrsätze für richtig halten und gehorsam nachsprechen; es geht darum, daß wir zu Gott ein neues Vertrauen fassen, daß wir uns ihm ohne Widerstreben hingeben. Wenn uns das nicht gelingen will, dann können wir immer noch, jenem Vater gleich, der ein schwerkrankes Kind zu Jesus brachte, aus der Tiefe rufen: »Ich glaube, lieber Herr, hilf meinem Unglauben«, brich Du selbst durch die Machtwirkung Deines Geistes das verzagte und verhärtete Herz auf, damit Deinem belebenden und heilenden Kommen bei uns nichts mehr im Weg steht! Wir trauen Gott im allgemeinen zu wenig zu. Wir haben zu kümmerliche, zu bescheidene Vorstellungen von dem Ausmaß seiner Macht und Liebesbereitschaft; darum wollen wir neu anfangen, Großes von ihm zu erwarten, dann werden wir auch spürbare Hilfe von ihm empfangen.

Aber was soll geschehen, wenn wir den Eindruck haben, daß es mit unseren Kräften ständig abwärts geht, daß uns nur noch ein kurzer Zeitraum, hier auf Erden zu leben, beschieden ist? Sind wir dann nicht doch um alle Glaubenszuversicht betrogen worden? Bleibt uns dann noch etwas anderes übrig, als alle Hoffnung fahren zu lassen? In dieser Situation äußerster Gefährdung und Bedrohtheit tritt abermals und erst recht der Unterschied zutage, ob das Vordergründige und Vergängliche unser einziger Lebensinhalt gewesen ist oder ob wir von einer Eingründung in dem, was ewig besteht, wissen.

Aber wie wollen wir eine Hoffnung begründen, die über die Grenzen dieser sichtbaren Erscheinungswelt hinausreicht? Wir alle kennen doch zur Genüge die Einwände, die der moderne Zweifel und Unglaube gegen ein Leben nach dem Tod, gegen eine Vollendung unserer Existenz in der Welt Gottes geltend macht. Es gibt im Grund nur einen Weg, um über diese kritischen Anfechtungen hinwegzukommen. Wir müssen anfangen, einmal eine Zeitlang aus dem Geist des Vaterunsers, aus der Liebesgesinnung, die uns in den Gleichnissen Jesu entgegentritt, zu leben, und wir werden merken: über dem allem wächst uns die Gewißheit zu: die göttliche Wirklichkeit ist größer als alle irdische Not. Wir wollen den Mund dabei gewiß nicht zu voll nehmen. Es ist nicht gesagt, daß wir jeden schwierigen Menschen durch den Geist der Güte und der Versöhnlichkeit umändern können. Es ist nicht gesagt, daß wir immer auf der Höhe sind, wenn uns grausame Schmerzen plagen und schlaflose Nächte uns zu schaffen machen. Aber der neugeschenkte Anfang, mag er ein noch so bescheiden brennendes Licht sein, ist uns doch das Unterpfand dafür, daß Gott vollenden wird, was er in Vollmacht bei uns begonnen hat.

Selbst der Gedanke an unser zeitlich-irdisches Ende kann uns dann nicht mehr erschrecken. Wann dieses auch immer kommen mag, es sei früher oder später, die Gewißheit unserer Hoffnung braucht dadurch nicht angetastet zu werden. So beginnt der erste Petrusbrief im Neuen Testament mit einem Lied der Dankbarkeit und der Freude: »Gelobt sei Gott und der Vater unseres Herrn Jesu Christi, der uns nach seiner großen Barmherzigkeit wiedergeboren hat zu einer lebendigen Hoffnung durch die Auferstehung Jesu Christi von den Toten, zu einem unvergänglichen und unbefleckten und unverwelklichen Erbe. In derselben Hoffnung dürft ihr euch freuen, die ihr jetzt eine kleine Zeit traurig seid in mancherlei Anfechtungen«. Im Lied der Kirche wird die Bitterkeit des Todes in keiner Weise verharmlost. Aber es finden sich dort auch Worte der gefaßten Ergebung, ja der willigen Bereitschaft zum Aufbruch. Aus dem Mittelalter ist uns der Vers des Heinrich von Laufenberg überliefert: »Ich wollt', daß ich daheime wär', den Trost der Welt ich gern entbehr'. Daheim im Himmel meine ich, da ich Gott schaue ewiglich«. Der Dichter Andreas Gryphius mahnt und ermutigt uns, Gott unsere Zuversicht sein zu lassen, wenn uns die Sinne schwinden. Er tut es mit den Worten: »Wohl dem, der auf ihn trauet! Er hat recht fest gebauet, und ob er hier gleich fällt, wird er doch dort bestehen und nimmermehr vergehen, weil ihn die Stärke selbst erhält«. Paul Gerhardt legt uns die Wanderschaftshaltung nahe: »So will ich zwar nun treiben mein Leben durch die Welt, doch denk ich nicht zu bleiben in diesem fremden Zelt. Ich wand're meine Straße, die zu der Heimat führt, da mich ohn' alle Maße mein Vater trösten wird«. Das alles sind Worte, die wir in gesunden wie in kranken Tagen gleich gut brauchen können. Denn

sie schenken uns Hoffnung für unser Leben in Zeit und Ewigkeit. Wer sich von solcher Hoffnung erfüllen läßt, der wird zeitverantwortlich und zeitüberlegen zugleich. Wir nehmen dann jeden Tag, der uns geschenkt wird, aus Gottes Hand dankbar an und werden doch gleichzeitig frei von Lebensangst und Lebensgier, weil wir uns von der göttlichen Lebensmacht in sichtbaren und unsichtbaren Bereichen umschlossen wissen. Was dann auch immer kommen mag, tiefer können wir nicht fallen als in Gottes Hände. Das Wissen um diese letzte Geborgenheit gibt unserem Leben eine innere Ruhe, die sich gerade in Zeiten der Krankheit als heilende Kraft auswirken kann.
Wir bekennen mit Worten von Sören Kierkegaard: O Gott, wenn immer ein Mensch zu dir kommt, in welchem Alter, zu welcher Tageszeit, in welchem Zustand: wenn er aufrichtig kommt, er findet immer, wie die Quelle unverändert ihre Frische bewahrt, deine Liebe gleich warm, du Unveränderlicher!

Nervliche Störungen sind auch eine Krankheit und keine Schande

Es gibt Fehlurteile und es gibt Vorurteile, die sich in das Allgemeinbewußtsein der Menschheit so tief eingegraben haben, daß es nahezu aussichtslos erscheint, dagegen anzugehen. Zu den verhängnisvollsten vorgefaßten Meinungen gehört die Überzeugung, nervliche Erkrankungen seien der Ausdruck einer geistigen oder sittlichen Minderwertigkeit.

Jede Art von Krankheit läßt man willig gelten. Jeder Kranke wird geehrt und geachtet, wenn er nach wochen- oder monatelangem Klinikaufenthalt nachhause zurückkehrt. Wer aber eine Nervenheilanstalt aufsuchen mußte, tut schwer, nach der Entlassung von der menschlichen Gesellschaft wieder angenommen zu werden. Die Familie schämt sich, ein so angeschlagenes Glied in ihrer Mitte zu haben. Freunde und Berufsgenossen weichen vorsichtig oder ängstlich aus. Ja selbst die Ärzte und Schwestern, die in einer psychiatrischen Klinik Dienst tun, müssen damit rechnen, deswegen bemitleidet oder beargwöhnt zu werden, als würde etwas auf sie abfärben.

Angesichts von so viel Unverstand und Lieblosigkeit kann nicht nachdrücklich genug betont werden: nervliches Versagen ist ebenso eine Krankheit wie jede andere auch. Dazu ist keiner von uns davor gesichert, daß ihm im höheren Alter eine schadhafte Verände-

rung zustößt, die sich als geistige Störung äußert. Wie froh müssen wir dann sein, wenn unsere Umgebung uns nicht hart und ungerecht beurteilt!
All unsere gedanklichen Äußerungen, all unsere seelischen Empfindungen laufen über die Gehirnbahnen. Die Gehirnsubstanz ist die geheimnisvolle Umschlagstelle von Stoff und Geist. Hier begegnen sich Bios und Logos am unmittelbarsten. Geist und Seele werden nicht durch die Milliarden von Gehirnzellen erzeugt, wie das die materialistische Weltanschauung lehrt; wohl aber sind Geist und Seele an das Gehirn gebunden und von dessen Zustand abhängig.
Ein bekannter Psychiater hat das Gehirn verglichen mit einem Instrument, auf dem der Menschengeist wie ein Künstler spielt. Wenn man einem großen Geiger oder Pianisten kurz vor dem Beginn des Konzerts das Instrument verstümmelt, kann der Begabteste sich auf dem verletzten Instrument nur noch höchst unvollkommen äußern. Nichts aber wäre törichter und verkehrter als zu behaupten: der Künstler hat versagt, der Künstler taugt nichts, er soll abtreten! O, der große Geiger oder Pianist könnte schon, man brauchte ihm nur ein unversehrtes Handwerkszeug zu geben und alsbald würden die herrlichsten Klänge zu hören sein. Von da her ist es nur ein Schritt zu der weiteren Einsicht: Warum soll eigentlich nur der Magen, die Leber, die Niere, die Lunge und das Herz des Menschen erkranken? Ist es nicht genauso denkmöglich, daß es auch zu krankhaften Schädigungen in der Gehirnsubstanz kommt? Weil sich dort aber die Um-

schaltung in das geistige und seelische Wesen hinein unmittelbar vollzieht, darum muß sich eine Verletzung oder Vergiftung der Gehirnzellen auf das menschliche Bewußtsein ungleich störender auswirken als eine Magenverstimmung oder eine Lungenentzündung.

Die Schädigungen im Gehirnbereich können anatomischer oder physiologischer Art sein. Es gibt Geschwulstbildungen in der Blase und es gibt Tumore und Abszesse im Kopfbereich. Für beides kann man den Menschen nicht verantwortlich machen. Ein Blasenstein tut weh, der Gehirntumor aber macht jähzornig, ja er kann zu Verhaltensweisen führen, die wir geradezu als unmoralisch empfinden.

Und es gibt Vergiftungen im Leibesorganismus, die über die Blutbahn ins Gehirn gelangen. Der Mensch verändert sich dann im Grund seines Wesens. Aber wieder ist er nicht als böse, sondern als krank zu bezeichnen. Als bekanntestes Beispiel sei die cerebrale Arteriosklerose genannt. Kalkeinlagerungen in den Gehirnarterien können so nachhaltige Störungen bewirken, daß auch ein erlauchter Geist sich auf dem verdorbenen Instrument nicht mehr recht auszudrükken vermag. Für die Angehörigen des so Betroffenen mag es schwer sein, sich damit abzufinden, mag es eine ungeheure Geduldsprobe bedeuten. Trotzdem gilt es, die dahinter stehende Person, die selbst am meisten darunter leidet, lieb zu behalten und in Güte für sie dazusein.

Daß es sich bei tiefeingreifenden Veränderungen im Geist und Gemüt des Menschen um Erkrankungen im

Gehirn handelt, läßt sich auch daran erweisen, daß ärztliche Kunst heutzutage in den meisten Fällen in erstaunlicher Weise helfen kann. Wäre das nervliche Versagen ein Mangel an sittlicher Zucht und Energie, dann wären dem ärztlichen Können und Vermögen bald Grenzen gesetzt. Denn einen Charakter zu verändern, ist bekanntlich schwer, ja nahezu unmöglich. Weil aber in der Mehrzahl anatomische und physiologische Abnormitäten innerhalb der Gehirnsubstanz die Wesensveränderung im Leben des Patienten verursacht haben, darum sind geistige und seelische Störungen mit Hilfe von Operation, Elektroschock und Medikament durchaus heilbar. Die sogenannten Psychopharmaka können in der Hand eines erfahrenen Psychiaters wahre Wunder bewirken. Übererregung kann abgedämpft und zur Ruhe gebracht werden. Bedrückte und seelisch teilnahmslos gewordene Menschen leben auf und nehmen wieder Anteil an der sie umgebenden Welt. Es gibt heutzutage wirksame Mittel bei Altersschwermut und Angstzuständen, bei Depressionen und Melancholie. Auch haben sich die Aufenthaltszeiten in den Nervenkliniken dadurch um ein Beträchtliches verkürzen lassen.

Nun müssen wir freilich auch mit der anderen Möglichkeit rechnen, daß nicht die Gehirnsubstanz verletzt ist, sondern daß der Künstler, der Spieler selbst erkrankt und darum sein Instrument mißhandelt. Doch auch dann haben wir keinerlei Grund und Anlaß, ein gestört erscheinendes Leben zu verachten. Vielleicht ist ein Mensch über Jahrzehnte hin pausenlos überfordert worden, und nun kann er einfach nicht mehr, oder es ist ihm von der menschlichen Gesellschaft her zu wiederholten Malen bitteres Unrecht geschehen. Eine Frau ist vielleicht in ihrem Liebesleben mehrfach enttäuscht worden von Männern, die mit ihrem Liebesverlangen gedankenlos oder frivol gespielt haben. Kein Wunder, wenn unter solchen Belastungen Geist und Seele des Menschen ermatten. Wir müssen auch an die große Zahl von vererbten Geisteskrankheiten denken, bei denen die Schuld nicht den Erbträger trifft, sondern die Vorfahren, die sich vielleicht dem Alkohol oder dem Sexus gegenüber allzu ungehemmt verhalten haben.

Wo die Wurzeln nervlicher Erkrankung auch immer liegen mögen, ob bei dem Instrument oder bei dem Spieler des Instruments, — in keinem Fall sind wir berechtigt, die so Geprüften und Geschlagenen anders zu betrachten und zu behandeln als jeden anderen Kranken auch, dem wir uns in liebevollem Verständnis zuwenden. Nervenkranke sind bekanntlich besonders fein empfindlich für die Art und Weise, wie man mit ihnen umgeht. Sie leiden schmerzlich darunter, wenn man ihre Lebensnot härter beurteilt als alle übrigen Erscheinungsformen von Krankheit. Sie sind darum doppelt empfänglich dafür, wenn man ihnen mit Güte und Achtung begegnet.

Wer je einen übererregten Menschen in seiner Nähe längere Zeit zu ertragen hatte, dessen klagender und anklagender Redefluß zu keinem Stillstand kommen will, wer je einem Schwermütigen begegnet ist, der vor lauter Kummer und Traurigkeit zu keinem Gespräch mehr fähig ist, der mag von da her ahnen, was Ärzten und Schwestern abverlangt wird, die in einer psychiatrischen Heilanstalt Dienst tun und die dort diesem Krankheitsleid tagtäglich in bedrängender Zusammenballung standhalten müssen. Sie alle verdienen unsere Hochachtung.

Von entscheidender Bedeutung bleibt, wie die Angehörigen den aus einer Nervenklinik gebessert oder geheilt Entlassenen bei sich daheim aufnehmen. Alle von helfenden Kräften aufopferungsvoll eingesetzten Bemühungen erweisen sich als fruchtlos, ja es kann zu schweren, nicht mehr wieder gutzumachenden Rückfällen kommen, wenn der Heimkehrende frostig kühl oder gar geringschätzig ablehnend empfangen wird. Und es kann sich alles zum Besten wenden, wenn der Zurückkommende spüren darf: ich bin willkommen, ich werde wieder wie selbstverständlich in den Familienverband eingegliedert. In der Beziehung ist jeder Einzelne von uns zur Mitverantwortung aufgerufen. Versäumen wir darum nicht die Liebe, auf die die nervlich Erkrankten in besonderer Weise angewiesen sind.

Krank sein heißt hilfsbedürftig werden. Ungezählte Vorgänge, die im Alltag des gesunden Menschen spielend und wie selbstverständlich ablaufen, wollen auf einmal nicht mehr gelingen und bedürfen fremder Unterstützung. Damit aber bekommt für jeden krank Darniederliegenden die Dienstbereitschaft der pflegenden Kräfte entscheidende Bedeutung. Es kann die Gemeindeschwester sein, die von Haus zu Haus geht und überall nach dem Rechten sieht, wo es nötig erscheint. Es ist in den Kliniken und Sanatorien die große Schar derer, die als Diakonissen, als Ordensschwestern, als Verbandsschwestern oder als freiberufliche Kräfte sich zur Betreuung der Kranken einsetzen.

Wir leben in einer Zeit, in der das Wort Verdienen ganz groß und das Wort Dienen recht klein geschrieben wird. Um so mehr müssen wir die ehren, lieben und achten, die alle Kräfte Leibes und der Seele dafür hergeben, daß es den Kranken wohl ergeht und daß es wieder gut mit ihnen wird.

Längst ehe wir an der Reihe waren und eine Heilstätte aufsuchen mußten, haben die Schwestern dort tagaus, tagein ihren Dienst getan. Und längst, wenn wir wieder zuhause sind, werden sie fortfahren, an ihrer Wirkungsstätte die nach uns Kommenden zu versorgen. Längst, ehe wir in der Morgenfrühe geweckt werden, waren sie schon aufgestanden, um, frisch und gepflegt in der Erscheinung, an unser Lager zu treten. Und dann läuft für sie die Arbeit in nahezu pausenloser Anforderung den lieben langen Tag. Es beginnt mit dem Waschen, Frisieren und Umbetten derer, die sich selber nicht helfen können. Es folgt das Servieren des Frühstücks, das Verteilen der Medikamente, das ein Höchstmaß an Aufmerksamkeit erfordert, das Pulszählen und Fiebermessen; es schließt sich daran die Vorbereitung auf die Ärztevisite und die Fülle der daraus sich ergebenden Spezialanweisungen. Das eine Bett muß auf die Röntgenstation gefahren werden, das andere kommt zur Unterwassermassage. Aus dem einen Zimmer wird die Bettschüssel verlangt, im anderen Zimmer ist eine Inhalation oder die Verabreichung einer Spritze zur Verhütung von Blutverdickung und Wundliegen fällig. Im Blick auf die Mahlzeiten gilt es die verschiedenen Diätwünsche und Diätvorschriften zu berücksichtigen. Während die Kranken oft nicht aus noch ein wissen vor Untätigkeit und Langeweile, sind die Schwestern dauernd beansprucht und laufen Trab auf der ihnen zugeteilten Station.

Leider wissen längst nicht alle Kranken die ungeheure Leistung, die da Woche um Woche und Monat um Monat geschieht, gebührend zu schätzen. Da ist der anspruchsvolle Patient, der meint, er könne die ihm zugeteilte Schwester herumkommandieren. In seinem Koller brüllt er sie an: »Sie sind für mich da, und nicht ich für Sie!« Alle Augenblicke verlangt er bei den geringfügigsten Anlässen mit Hilfe der Klingel die

Schwester, als wäre er der einzige Pflegefall im ganzen Haus.
Wieder anderer Art ist der wehleidige und schlechtgelaunte Patient, dem man beim besten Willen nichts rechtmachen kann. Er nörgelt am Essen, er plagt die Schwester mit ungeduldigen Fragen: wann darf ich endlich aufstehen, wann bekomme ich wieder die Normalkost, wielange muß ich es in diesem Kasten noch aushalten? Lauter Fragen, über die die Schwestern keine gültige Auskunft geben können, weil dafür allein der Arzt zuständig ist. Besonders häufig begegnet man dem gedankenlosen und undankbaren Patienten, der alles, auch die größte Aufopferung, als selbstverständlich hinnimmt, ohne ein Wort der Anerkennung über die Lippen zu bringen.
Wer in ein Krankenhaus eingeliefert wird, sollte es sich zur Regel machen, die Namen wenigstens der Schwestern kennenzulernen und sich einzuprägen, die ständig für ihn da sind. Also nicht: Schwester, ein Glas Wasser! Schwester, das Bett muß höher gestellt werden! Sondern: Schwester Rosemarie, Schwester Petra, Schwester Rita, Schwester Irmgard, ich wäre Ihnen dankbar, wenn Sie mir für dies oder das behilflich sein könnten. Wir schätzen es ja auch, wenn Ärzte und Schwester nicht von der Galle auf Zimmer 16 oder von der Hüftgelenkluxation auf Zimmer 214 sprechen, sondern uns bei unserem Namen nennen. Vergelten wir darum Gleiches mit Gleichem durch die persönliche Anrede!
Wenn der Tag der Entlassung herankommt, dann

sollte es uns selbstverständlich sein, die Schwestern, die sich wochenlang um uns gemüht haben, mit einem Abschiedsgeschenk zu erfreuen. Seien wir dabei nicht zu kümmerlich und vor allem nicht zu phantasielos. Es gibt Schubladen von Schwestern, die mit Kölnisch Wasser und Pralinenschachteln bis obenan gefüllt sind, Mengen, die niemals aufgebraucht werden können. Lassen wir uns doch etwas Originelles einfallen, und wenn wir dazu nicht imstande sind, dann sei man sich klar darüber, daß eine Papiernote, ein Geldscheinle, zur Erfüllung eines individuellen Wunsches immer Freude macht.

Durch die Tracht sind unsere Schwestern in Beruf und Freizeit in weitem Umfang geschützt. So viele Zeichen der Auflösung unsere Zeit auch zeigt, das Schwesternkleid genießt in der Öffentlichkeit noch immer Respekt und Ansehen. Wenn das Tragen dieser Tracht diesem Stand auch eine deutliche Prägung und Geltung verleiht, so wollen wir doch nicht vergessen, daß unsere Schwestern durchaus persönlich geprägte Individualitäten sind.

Neben der im Dienst Ergrauten steht die junge Schwester, die oftmals so lieblich ist, daß der ältere Mann aufpassen muß, sich nicht in sie zu verlieben und die eigene Frau darüber zu vergessen. Neben der Austauschfreudigen, zu Gespräch und Späßle immer Bereiten steht die Wortkarge, Kurzangebundene, hinter deren verborgene Gutherzigkeit man erst im Lauf längerer Zeit kommt. Es ist ein Unterschied, ob eine Schwester aus Niederbayern oder von der Wasser-

kante stammt, ob Straubing oder Lübeck ihre Heimat ist. Neben den Schwestern, die in ihrem Diakonissen-Mutterhaus oder im Ordensleben fest verankert sind und von da her in liturgischer Gebetserziehung geübt sind, stehen die freier geprägten Verbandsschwestern, die ihren eigenen Frömmigkeitsstil haben und pflegen und die eine Heiratsmöglichkeit nicht von vornherein von der Hand weisen.
Schon das alles ergibt Differenzen mannigfacher Art trotz Gleichheit der Hauben, der Häubchen und der Kleidung. Darüber hinaus gilt es zu bedenken, daß jede Schwester bei noch so würdiger Standesvertretung genauso ein lebendiger Mensch ist wie wir alle. Auch Schwestern spüren den Föhn, auch Schwestern können Kopfwehtage haben. Auch Schwestern hängen an ihren Angehörigen und tragen schwer daran, wenn sie von daheim traurige Post bekommen. Es gibt Frauen, die aufgrund charismatischer Ausrüstung und Berufung den Weg in den pflegerischen Dienst gefunden haben. Ihnen wird die Erfüllung des freiwillig gewählten Berufs am leichtesten fallen und am meisten innere Befriedigung gewähren. Und es gibt Frauen, die erst auf Umwegen den Weg zum Schwesterndienst gefunden haben. Es kann eine bittere Liebesenttäuschung vorangegangen sein, man war verlobt oder kriegsgetraut, aber dann ist der geliebte Mann aus dem Krieg nicht mehr heimgekommen und andere Männer gab es nicht mehr, weil der Tod in den großen Schlachten mit Sensen gemäht hatte. Was blieb da anderes übrig als die unerfüllten fraulichen

und mütterlichen Kräfte ins Diakonische zu übertragen und einmünden zu lassen? Und doch können gerade solche Schicksalsführungen besonders geeignet sein und sich als liebevolles Verständnis für die Kranken auswirken. All diese Möglichkeiten sollten uns als Patienten präsent sein, dann wird es herüber und hinüber ein wechselseitiges Verstehen geben, das zu schöner Gemeinschaft und innerer Verbundenheit führen kann.

Der Dienst der Schwestern ist die Grundlage aller Krankenpflege. Unsere Ärzte wären übel daran, wenn es keine Schwestern gäbe, und wie hilflos würden die Kranken daliegen, wenn das hilfreiche Werk auch nur einen Tag ausfiele! Über allem Lob, das darum hier am Platze ist, wollen wir die vielen unsichtbaren Geister nicht vergessen, ohne die der erfolgreiche Ablauf eines Klinikbetriebs niemals gelingen könnte. Wir denken an die Laborantinnen, an das Küchen- und Reinigungspersonal, an die Männer in der Verwaltung, an die Pfleger, die den Schwestern schweres Heben und Tragen abnehmen. Sie alle helfen mit an dem Vollzug unserer Genesung und verdienen darum unseren Dank.

Wenn der Pflegedienst der Schwestern für die Kranken schlechthin lebenswichtig ist, dann muß uns die Frage bewegen: was kann geschehen, damit genug junge Menschen zu diesem Beruf die Freudigkeit und den Zugang finden? Wie oft liest man in den Zeitungen, daß ganze Stationen großer Kliniken geschlossen werden mußten, weil keine Kräfte dafür aufzutreiben waren. Von den Diakonissen- und Ordenshäusern ist bekannt, daß der Nachwuchs dort ständig abnimmt. Gewiß ist die Krankenpflege nicht an den überlieferten Stil dieser Institutionen gebunden. Es sind sehr wohl auch andere, freiere Formen des Dienstes denkmöglich und vorstellbar. Eines aber muß bleiben und weitergehen, das ist die Bereitschaft zum Dienst an den Kranken, die es immer geben wird, ja deren Zahl ständig wächst, je mehr in unseren Tagen Menschen zu hohen Jahren kommen. Die seelsorgerische Erfahrung weiß, daß manches junge Mädchen durchaus bereit wäre, diesen Berufsweg einzuschlagen. Aber dann erheben nur allzuoft die Eltern ein Protest- und Wehgeschrei: Das ist doch nichts für Dich und dazu mußt *Du* Dich doch nicht hergeben! So wird die Tochter wieder abgeschreckt, das zu tun, was dringend nötig wäre. Wohin aber soll es kommen mit den Kranken und Alten, zu denen wir schließlich alle einmal gehören werden, wenn die Abneigung gegen den Schwesternberuf immer weiter um sich greift. Ermuntern wir darum junge Mädchen und Frauen durchaus zu diesem Beruf! Es braucht ja gar nicht gleich an eine Verpflichtung auf Lebensdauer gedacht zu werden. Es bedeuten hier schon einige Jahre des Mitmachens wesentliche Hilfe angesichts des immer drohender werdenden Ausfalls. Mag der Weg später in die Ehe und zur Mutterschaft führen, — nie wird es eine Frau zu bereuen haben, Erfahrungen im pflegerischen Umgang mit kranken Menschen gesammelt zu haben.

In dem Morgensegen, den die evangelische Christenheit betet, findet sich in der Hinwendung zu Gott die Bitte ausgesprochen: »Dein heiliger Engel sei mit mir, daß der böse Feind keine Macht an mir finde«. In dieser Anrufung werden zwei Größen unmittelbar aufeinander bezogen. Wer davon überzeugt ist, daß es eine widergöttliche Gewalt gibt, die uns an Leib und Seele schaden kann, verlangt ganz von selbst nach einer schützenden Macht, die Geborgenheit und Beistand verleiht. Und umgekehrt gilt wohl auch: wer davon nichts wissen will, daß unser Leben von hintergründigen Gefahren bedroht ist, erwartet auch keinen Schutz durch göttliche Wächter und Sendboten.
Aber nun erhebt sich mit großem Ernst die Frage: können wir modernen Menschen im Zeitalter von Dampfmaschine und Elektrizität, von Radio und Fernsehen, von Automation und Astronautik das Wort vom altbösen Feind und von dem Engel, den Gott uns schicken möge, noch hinnehmen und festhalten? Ist es nicht ehrlicher, solchen, wie uns scheinen will, veralteten Anschauungen den Abschied zu geben, statt sie in der religiösen Sprache und Verkündigung noch weiter mit zu schleppen?
Gewiß soll kein Mensch genötigt werden, an die Realität höherer Mächte zu glauben, die hilfreich oder versucherisch auf uns einwirken. Es wäre ja auch mit

einem bloßen äußeren Für-wahr-Halten niemand gedient. Eine andere Frage dagegen ist, ob es für uns nicht ein innerer Gewinn sein könnte, wenn wir uns wieder für eine Schau öffnen, die dem Menschengeschlecht von heute verloren gegangen ist.

Es ist ein eigenartiger Tatbestand: von einem Reich der Engel zu reden, gilt in unseren Tagen als unwissenschaftlich und als kindlich-naiv. Dagegen erhebt sich kaum Widerspruch, wenn von dämonischen Mächten geredet wird. So tragen viele unserer Dichter und ebenso auch die Psychiater und Psychotherapeuten keinerlei Bedenken, sich dieser Ausdrucksweise zu bedienen.

Auch das Erlebnis der Krankheit kann uns in der gleichen Richtung aufmerksam machen. Wie oft geschieht es, daß wir während dieser Leidenszeit von einem Geist der Schwermut, der Traurigkeit oder auch der wilden Leidenschaft regelrecht überfallen werden, als ob eine Macht von außen her auf uns einstürmte. Wohl kann man dazu sagen: das sind doch Aufbrüche aus unserem Inneren, es sind Gedanken eines betrübten und ratlosen Herzens. Aber reicht diese Deutung wirklich aus? Wir haben das Leidvolle und Abwegige oftmals in keiner Weise gesucht oder gewollt. Dennoch ist es mit irrationaler Gewalt über uns hereingebrochen.

Und da ist die Zeitung, die man uns täglich ans Bett bringt. Wir hätten jetzt Zeit für sie, ausgiebiger als in gesunden Tagen. Und doch, wie oft legen wir sie beiseite, weil wir in der Sensibilität, die die Krankheit mit sich bringt, es einfach nicht verkraften, was da ständig berichtet wird von Krieg und Unglücksfällen, von Grausamkeit, Unrecht und Gewalttat in der weiten Welt. Spüren wir hinter dem allen nicht die Macht des Verderbers, der bei Tag und Nacht am Werk ist, um Leid, Schuld und Elend über die Menschheit zu bringen? Wir wollen gewiß die primitiven und geschmacklosen Vorstellungsformen bis auf den letzten Rest fahren lassen, die sich vergangene Jahrhunderte von der Machtwirkung des satanischen Reiches gemacht haben. Aber die damit gemeinte düstere Wirklichkeit sollten wir gleichwohl ernst nehmen.

In dem Maß aber, als wir uns für den dämonischen Hintergrund der Welt öffnen, werden wir auch neu ein Verständnis dafür gewinnen, wie nötig wir die Schutzmacht guter Mächte brauchen, um den Krieg wider den Fürsten dieser Welt zu gewinnen.

Im neunzehnten Jahrhundert war die Menschheit unter dem Einfluß der Philosophie von Kant, Schiller und Fichte zutiefst von der Überzeugung durchdrungen: Der Mensch ist eine in sich geschlossen ruhende Größe, die ihrer selbst mächtig ist. Nach allem aber, was wir im Verlauf dieses Jahrhunderts erlebt und durchlitten haben, müssen wir feststellen: Der Mensch verfügt keineswegs so sicher über sich selbst, er ist vielmehr offen für Zuströme und Einbrüche sowohl aus der göttlichen wie aus der widergöttlichen Welt. Wir können uns für das Reich der Wahrheit, der Güte und der Gottesliebe aufschließen, dann treten die Engel an unser Lager und dienen uns, — wie sie nach dem Bericht des Matthäus-Evangeliums zu Jesus Christus traten und ihm dienten, nachdem er den Versucher in der Wüste in dreimaliger Auseinandersetzung abgewiesen hatte. Und wir können uns den verderblichen Einflüsterungen dämonischer Verführung hingeben. Zu Beginn werden wir immer davon berauscht sein. Unser Lebensgefühl scheint dadurch gesteigert. Am Ende dieses Weges aber zeigt sich, daß wir uns in schlimme Unfreiheit begeben haben.

Der Mensch ist offen, dieser Satz besagt: er ist Walstatt und Kampffeld. Es wird um ihn gerungen; Licht und Finsternis streiten in ihm um die Vorherrschaft. Dabei ist es keinesfalls gleichgültig, wie wir uns in eigener Wahl dazu verhalten. Wir tragen die Möglichkeit in uns, sowohl das Heilsame wie das Heillose einzulassen und uns anzueignen.

Dabei gilt es besonders darauf zu achten, wie verschiedenartig die Weise ist, in der sich Engel und Dämon uns nahen. Ein führender evangelischer Theologe der Gegenwart, Altbischof Wilhelm Stählin, hat dazu gut formuliert: »Der Engel ist zurückhaltend, der Dämon ist aufdringlich. Der Engel will erbeten sein, der Dämon kommt von selbst«.

Wir können fortfahren: der Engel bietet sich an, uns auf unserem Weg zu begleiten, der Dämon stürmt ins Haus und saugt sein Opfer aus. Es ist wichtig, um diese Gegensätzlichkeit des Kommens zu wissen. Wir brauchen ein feines Gehör für das stille Werben des Engels und einen entschlossenen Sinn für die Abwehr der frechen Einbrüche aus der Welt des Argen.

Die moderne Abneigung gegen das Reich der Engel wird zu einem guten Teil verständlich, wenn wir uns vor Augen halten, wie das Bild des Engels in der Dichtung und in der Malerei vielfach in entstellender Weise verharmlost und verniedlicht worden ist. Schon die geschmacklose Verkleinerungsform, das Reden in der Kinderstube von den lieben Engelein, muß zu ganz unangebrachten Vorstellungen führen. Dazu kommen die vielen süßlichen Darstellungen von Engelgestalten, die aus den machtvollen und starken göttlichen Trabanten armselige Kitschfiguren machen. Auf das biblische Zeugnis können sich solche Verfälschungen gewiß nicht berufen. Von den Hirten, die in der Weihnacht auf den Fluren von Bethlehem ihre Herden hüteten und einer Engelserscheinung gewürdigt wurden, heißt es: »und sie fürchteten sich sehr«. Von den Frauen, die am Ostermorgen im leeren Grab die Gestalt eines Engels wahrnahmen, wird berichtet: »und sie erschraken und schlugen ihre Augen nieder«. Zum Glück gibt es in Musik und Malerei auch große, heilige Kunst, die uns etwas ahnen läßt von der Pracht und Herrlichkeit der dienenden Geister, die Gott allezeit ehren und seinem Willen zur Verfügung stehen. Es sei erinnert an die Meisterwerke von Albrecht Dürer und Matthias Grünewald oder an Johann Sebastian Bach, der in der Hohen Messe das Sanktus, das in unsichtbaren Bereichen Gott dargebracht wird, zu einem überwältigenden Lobpreis gestaltet hat. Die meisten Menschen unserer Tage fürchten sich zwar vor dämonischen Einflüssen; aber die Engel halten sie für

reine Phantasiegebilde, die in der gleichen Reihe rangieren mit dem Rotkäppchen, dem Osterhasen und dem Nikolaus. Aber warum wollen wir nur den verderblichen Gewalten Realität zuerkennen und die hilfreichen Schutzmächte leugnen, die ein geschöpflicher Abglanz der göttlichen Majestät sind?
Besonders in der Zeit der Krankheit kann es für uns zu einer wesentlichen Stärkung werden, wenn wir uns die Zusage aus dem göttlichen Wort vor Augen halten, die uns den Beistand der guten Mächte verheißt. Hören wir doch einige dieser kraftvollen Versprechungen aus dem 34. und 91. Psalm: »Der Engel des Herrn lagert sich um die her, die ihn fürchten, und hilft ihnen heraus«. »Denn er hat seinen Engeln befohlen über dir, daß sie dich behüten auf allen deinen Wegen, daß sie dich auf den Händen tragen und du deinen Fuß nicht an einen Stein stoßest«. Auch das Lied der Kirche ist voll von Hinweisen, wie wir zu allen Stunden des Tages mit der Gegenwart der heiligen Scharen rechnen dürfen, die mit uns gehen. Beim Erwachen in der Morgenfrühe wollen wir sprechen: »Deinen Engel zu mir sende, der des Bösen Feindes Macht, List und Anschlag von mir wende und mich halt' in guter Acht«. Am Abend wollen wir das Lob und die Bitte laut werden lassen: »Dir sei Dank, daß du uns den Tag vor Schaden, G'fahr und mancher Plag durch deinen Engel hast behüt' aus Gnad und väterlicher Güt. Durch deinen Engel die Wacht bestell, daß uns der böse Feind nicht fäll; vor Schrecken, Angst und Feuersnot behüt uns heint, o lieber Gott.«

Laßt uns den Beistand der Engel anrufen, wenn schwere, traurige oder zornige Gedanken über uns Gewalt gewinnen wollen! Es ist ja unvermeidlich, daß solche bösen Stunden im Verlauf einer Krankheitszeit über uns hereinbrechen. Aber wir wollen den stürmischen Anwandlungen nicht zu viel Raum geben in unserem Herzen. Von Martin Luther stammt das gute Wort: »Wir können nicht verhüten, daß die Vögel über unser Haupt fliegen; wohl aber sollen wir darauf achten, daß sie nicht Nester in unseren Haaren bauen«. Wer sich dem schwermütigen und verzagten Wesen widerstandslos ergibt, der muß erfahren, wie die leidvollen Zustände sich verhärten und befestigen. Hat sich das alles aber einmal in uns eingenistet, dann ist es nicht so einfach, die ungebetenen Gäste wieder los zu werden. Darum tun wir gut daran, schon im Anbeginn Widerstand zu leisten und uns die heilige Kampfschar Gottes als Beistandshilfe zu erbitten. Es muß gewiß niemand von uns an die Engel glauben. Wohl aber dürfen wir uns für die großartige Schau öffnen, daß zwischen Erde und Himmel, zwischen Gott und Mensch nicht ein Vakuum gähnt, daß die göttliche Welt vielmehr erfüllt ist von erhabenen Kräften und Gewalten, die jederzeit bereit sind, uns zu dienen, die wir in den Kampf zwischen Licht und Finsternis gestellt sind.

Von dem Dichter Christian Morgenstern stammt das Wort: »Weh', wer auch nur einen Tag vergißt, wie sehr er dunklen Mächten gleich gehört, wenn er nicht unablässig kämpft und ringt«. Noch bedeutsamer aber soll uns der Vers werden, der von Dietrich Bonhoeffer stammt und der uns für die Dauer der Krankheit in Vertrauen und Zuversicht stärken möge:

»Von guten Mächten wunderbar geborgen
erwarten wir getrost, was kommen mag.
Gott ist mit uns am Abend und am Morgen
und ganz gewiß an jedem neuen Tag«.

Ein geistreicher Kopf hat den Schlaf die Sparbüchse des Lebens genannt. Wenn dem so ist, dann können wir gar nicht genug Groschen in diesen Sparhafen werfen, um uns an Leib und Seele frisch zu erhalten. Was aber soll geschehen, wenn das Einschlafen nicht gelingen will oder wenn wir nach wenigen Stunden des Hinüberseins viel zu früh wieder erwachen und zu keiner Ruhe mehr zu gelangen vermögen? Es ist ein offenes Geheimnis: in unseren Tagen nimmt die Zahl der Menschen ständig zu, bei denen dieser elementare Vorgang des Lebens, der das Selbstverständlichste von der Welt sein sollte, gestört erscheint.
Bedeuten Einschlafschwierigkeiten und Schlaflosigkeit schon im Leben des berufstätigen Menschen eine beunruhigende Not, so wirkt sich dieser Zustand in Zeiten der Krankheit erst recht leidvoll und quälend aus. Der Mensch, der krank darniederliegt, trägt schon schwer genug daran, daß die Stunden des Tages so langsam dahinschleichen. Wie schrecklich, wenn nun auch noch die Nacht wach durchlebt werden muß, statt daß wir in einen erquickenden Schlummer versinken dürfen!
Die Biochemie kommt dieser Not entgegen und bietet eine Unsumme von schlaffördernden Tabletten an, die von der mildesten bis zur stärksten Dosierung reichen. Es gibt Situationen, wo man dankbar nach sol-

chen Hilfen greifen wird. Etwa in der Nacht vor einer Operation und ebenso in den schmerzhaften Nächten danach. Und doch kann man Gesunde und Kranke nur dringend davor warnen, sich doch nicht an die Schlaftabletten zu gewöhnen; denn allzu leicht verlangt unser Leibesorganismus nach immer stärkeren Mitteln und es kann daraus eine Süchtigkeit mit erhöhter gesundheitlicher Schädigung werden.

Wenn der Schlaf eine Lebensnotwendigkeit ist, wichtiger noch als der Vollzug der Nahrungsaufnahme, dann können wir gar nicht anders, als daß wir auch dieses Anliegen vor Gott ausbreiten und ihn dafür um seine Hilfe bitten. Nichts wäre törichter als zu erklären: für das Gelingen eines derartigen Vorgangs darf die göttliche Macht nicht bemüht werden; das Evangelium sei nicht dazu da, um ein solches physikalisches Geschehen zu begünstigen. Wer so argumentiert, hat noch nicht verstanden, daß das in Jesus Christus erschienene Heil Gottes alle Bereiche des Lebens umfassen kann und will. Natur und Geist, Leib und Seele dürfen gleichermaßen an dem heilenden Handeln Gottes Anteil haben.

Wenn wir von der göttlichen Begegnung und vom Glauben her mitschaffen können am Gelingen des Schlafes, so schließt das durchaus mit ein, daß wir auch die natürlichen Hilfen zur Kenntnis nehmen und in Gebrauch stellen, die uns aus dem Reich der Schöpfung angeboten werden. Fromme Leute sind da manchmal so übergeistlich, daß sie daran nicht denken, ja daß sie diese Segensquellen verachten, und dann wundern sie sich darüber, wenn Gebet und Glaubenssturm allein die ersehnte Hilfe nicht bringen. Gott hat in seinem Reich, in seinem Heilsplan Schöpfung und Erlösung innig zusammengefügt. Darum tun wir gut daran, beides nicht auseinanderzureißen.

Das bedeutet praktisch, daß bei anhaltender Schlaflosigkeit immer auch der Arzt zu Rate gezogen werden sollte. Der fortschrittlich eingestellte Helfer wird nicht gleich mit dem schwersten Geschütz schießen, er wird vielmehr zuerst auf einfache und natürliche Hilfsmittel verweisen, wie man das Einschlafen begünstigen und durchhalten kann, sei es durch einen kurzen abendlichen Gang im Freien, durch ein kaltes Armbad, durch ein Luftbad oder durch einen Löffel Honig, der das Herz so erstaunlich stärken und beruhigen kann. Erst wenn diese Möglichkeiten versagen, wird man zu anderen Maßnahmen übergehen.

Viel zu wenig werden ganz allgemein die seelischen Durchhilfen bedacht und geübt, die man sich selber in der Not der Schlaflosigkeit geben kann. Eine wichtige Regel dafür lautet: der Schlaf gelingt um so leichter, je weniger man ihn herbeizwingen will. Alles gewaltsame Erreichen-Wollen vermehrt nur die Spannung und Unruhe des Herzens. Je weniger wir den Schlaf absichtlich intendieren, um so eher wird er auf Taubenfüßen zu uns kommen. Es ist das eine paradoxe Wahrheit, die auch im Blick auf viele andere Vorgänge des Lebens ebenso erprobt werden kann.

Weil der Schlaf uns das Bewußtsein nimmt und uns in die Tiefen des unbewußten Lebens versinken läßt, darum dient ihm alles, was uns vom Zweckhaften, vom Gewollten und Gesollten wegführt. Das kann ein Gedicht sein, das wir uns vergegenwärtigen, oder ein edles Bild, das wir still betrachten, oder ein Satz aus einem Streichquartett von Mozart, das, von Wehmut und Schönheit erfüllt, uns von der Schallplatte geliefert wird. Man kann auch in Gedanken in den Frieden der Natur eintauchen und dadurch Anteil gewinnen an der Stille und Ruhe der Nacht. Es ist kein Zufall, daß viele Abendlieder, die im Gesangbuch der Kirche stehen, damit beginnen, daß sie uns als erstes das Schlafengehen der Schöpfung vor Augen stellen. So beginnt Paul Gerhardt mit den Worten: »Nun ruhen alle Wälder, Vieh, Menschen, Städt' und Felder, es schläft die ganze Welt«. Eilen wir nicht gleich weiter zu dem Gotteslob, zu dem wir in den darauffolgen Versen aufgerufen werden! Verweilen wir ruhig eine Zeitlang bei den einleitenden Worten und vergegenwärtigen wir uns, wie sich jetzt der Frieden ausgebreitet hat über den Kornfeldern, über den Tannen der weiten Wälder und wie die Tiere im Wald und im Stall sich schlafen gelegt haben. Mit solchen Vorstellungen gewinnen wir Anteil an dem kosmischen All-Leben, wir lösen uns von der Überbewertung des ichhaften Sorgens und Strebens, wir kehren zurück in den Schoß der Natur, dem wir entsprungen sind und der uns allnächtlich liebevoll wieder in sich aufnehmen möchte.

Den gleichen Weg werden wir in dem bekannten Abendlied von Matthias Claudius geführt. Gewiß wird auch hier um das Geschenk des göttlichen Heils gebetet. Aber voran geht die Eingründung in das stille Wunder der Natur. »Der Mond ist aufgegangen, die güldnen Sterne prangen am Himmel hell und klar. Der Wald steht schwarz und schweiget, und aus den Wiesen steiget der weiße Nebel wunderbar.« Damit haben wir angedeutet, was uns aus dem Reichtum der Schöpfung an Heilhilfe zukommen kann, um den ersehnten Schlaf zu finden.

Wenn schon der Friede der Natur das sorgenvoll aufgeregte Herz zu beschwichtigen vermag, wieviel mehr gilt dann erst, daß gute Gedanken, die dem Erlösungshandeln Gottes zugewendet sind, uns zur Ruhe der Nacht bringen werden! Allen christlichen Kirchen gemeinsam ist die Gewißheit und die Grundüberzeugung, daß wir um Jesu Christi willen einen offenen Zugang zu dem Herzen Gottes haben. Wir dürfen Du sagen zu der übergroßen Macht, die die Welt geschaffen hat, trägt und erhält. Wir dürfen unser ganzes Leben vor ihr ausbreiten. Das spontane Gebet vor dem Einschlafen ist an keine Vorschriften gebunden. Es bricht hervor aus den Tiefen der Seele und wird sich oftmals nur in namenlosen Seufzern verströmen. Gleichwohl ist es gut, wenn wir uns aus dem biblischen Gesamtzeugnis und aus dem Erfahrungsschatz der christlichen Kirche daran erinnern lassen, daß rechtes Beten einem Dreiklang gleichen sollte, der auf den Tönen der Bitte, der Fürbitte und der Anbetung aufgebaut ist.

Das Flehen zu Gott darf alles in sich schließen, was

unser persönliches Leben betrifft und angeht. Dazu gehört die Bitte um Vergebung der Schuld, die Bitte um Befreiung aus ausweglosen Verstrickungen, die Bitte um eine schmerzfreie Nacht, die Bitte um Bewahrung vor bösen und schweren Träumen. Man kann im Zusammenhang damit den vergangenen Tag noch einmal an sich vorüberziehen lassen. Was ungut und verkehrt war, wollen wir bereuen; was uns vorwärts gebracht hat, dafür wollen wir danken.

Über der Bitte um die persönliche Bewahrung wollen wir die Fürbitte nicht vergessen. Mit dem Abendlied von Claudius mögen wir sprechen: »Gott laß uns ruhig schlafen, und unsren kranken Nachbarn auch«. Seelisches Leid und körperlicher Schmerz haben es in sich, den Menschen ganz auf sich selbst zurückzuwerfen. So verständlich das ist, — wir wollen uns davor hüten, nur um das eigene Ich zu kreisen. Man kann über schlaflose Stunden wütend und verzweifelt werden. Man kann sie aber auch dazu nützen, daß wir Gott der Reihe nach die Kinder, die Eltern, Freunde und Verwandte bringen, und dann mag man weiterwandern zu den großen Anliegen des Reiches Gottes, daß Friede auf Erden werde, daß die Macht der Finsternis gebrochen wird und daß allen, die in der weiten Welt an Leib und Seele darben, das nötige Brot zum Leben zuteil werde. Über solchem Besinnen versinkt zwar nicht die eigene Not, aber sie wird kleiner, sie erscheint uns weniger wesentlich und diese Erkenntnis hat befreiende Wirkung bis hin zur Möglichkeit, daß wir darüber einschlafen.

Zur Bitte und Fürbitte sollte sich das Wort der Anbetung hinzugesellen. In der Anbetung kommen wir vollends los von uns selbst. Wir lassen uns durchdringen von dem Licht der göttlichen Gegenwart. Wir versenken uns in die Geheimnisse der Schöpfung, der Erlösung und der Weltvollendung. Wir denken die Wege nach, die Gott mit der Menschheit schon gegangen ist und die er weiter mit ihr gehen wird bis hin zur endgültigen Aufrichtung seiner Königsherrschaft. Gerhard Tersteegen, einer der wenigen großen Mystiker, die der Protestantismus hervorgebracht hat, hat es in einzigartiger Weise verstanden, dieser Haltung der Hingabe vor dem göttlichen Geheimnis Ausdruck zu verleihen. Es ist dieses Nachtlied auch sprachlich von wunderbarer Schönheit, darum wollen wir es uns vergegenwärtigen:

Nun schläfet man,
und wer nicht schlafen kann,
der bete mit mir an
den großen Namen,
dem Tag und Nacht
wird von der Himmelswacht
Preis, Lob und Ehr' gebracht,
o Jesu, Amen!

Weg, Phantasie!
Mein Herr und Gott ist hie!
Du schläfst, mein Wächter, nie,
Dir will ich wachen!

Ich liebe Dich!
Ich geb' zum Opfer mich
und lasse ewiglich
Dich mit mir machen.

Es leuchtet Dir
der Himmelslichter Zier,
ich sei Dein Sternlein, hier
und dort zu funkeln.
Nun kehr ich ein,
Herr, rede Du allein
beim tiefsten Stillesein
zu mir im Dunkeln.

Gewiß, das Evangelium ist kein Schlafmittel. Das ist es höchstens, wenn in der Kirche langweilig gepredigt wird. Das Leben im Glauben ist auch keine Seelentechnik. Aber vergessen wir nicht: sowohl die Psalmen des Alten Testaments wie die Lieder des Gesangbuchs sind voll von Hinweisen, daß wir Gott anrufen dürfen um das Geschenk einer erquickenden Nachtruhe. So heißt es im Psalter: »Ich liege und schlafe ganz im Frieden; denn Du allein, Herr, hilfst mir, daß ich sicher wohne!«
Daneben stellen wir den Liedvers von Joachim Neander:

> Der Tag ist hin, mein Jesu, bei mir bleibe;
> o Seelenlicht, der Sünden Nacht vertreibe!
> Geh auf in mir, Glanz der Gerechtigkeit,
> erleuchte mich, ach Herr, denn es ist Zeit.

Der Segen Gottes, ein Mysterium

Wir leben in einem Zeitalter, in dem die Mehrzahl der Menschen von der Überzeugung durchdrungen ist, daß alle Dinge für uns machbar geworden sind. Die Hochschätzung von Verstand und Wille hat die großartigen Leistungen des industrietechnischen Zeitalters hervorgebracht, und es sei ferne von uns, diese Erfolge zu schmähen; erfreuen wir uns doch alle tagtäglich gern der gewinnbringenden Vorteile und Annehmlichkeiten.

Wohl aber lohnt es sich, über die Frage nachzudenken, ob die vordergründigen, meßbaren und berechenbaren Vorgänge des Lebens das Ganze der Wirklichkeit ausmachen. Es könnte ja sein, daß es für das Glück und Heil unseres Lebens auch noch auf anderes ankommt als nur auf Erfolgsstreben, Gelderwerb und Machteinfluß.

Das biblische Zeugnis ist jedenfalls der Meinung, daß all unser Handeln und Ergehen in dieser sichtbaren Welt umschlossen ist von einer irrationalen Größe, die schlicht und einfach der Segen Gottes genannt wird. Das Alte und das Neue Testament sind gleichermaßen voll von Hinweisen auf diese geheimnisvolle Tatsache. Einem Abraham wird das Verheißungswort zugerufen: »Ich will dich segnen und du sollst ein Segen sein«. Der Patriarch Jakob ringt in der Morgenfrühe, ehe er nach langer Verbannung in die Heimat zurückkehrt, mit der göttlichen Übermacht, die ihm

entgegen getreten ist, mit den Worten: »Ich lasse Dich nicht, Du segnest mich denn«.
Als die Mütter ihre Kinder zu Jesus brachten, da, so erzählt das Evangelium des Markus, herzte der Heiland die Kleinen, legte die Hände auf sie und segnete sie. Der Apostel Paulus ermuntert die Gemeinden zu freudiger Opferbereitschaft, indem er ihnen zuruft: »Wer da sät im Segen, wird auch im Segen ernten«. Die Volksweisheit hat sich in Sprichwort und Redewendung ebenfalls zu der Bedeutsamkeit des göttlichen Segens bekannt, wenn sie feststellt: An Gottes Segen ist alles gelegen. Wir können auch an negative Äußerungen denken wie: Auf diesem Unternehmen hat von Anfang an kein Segen geruht.
Was ist denn mit diesem Segen Gottes gemeint, der sich weder in Kilogrammen noch in Kilometern ausdrücken läßt und auf den es doch entscheidend ankommt, wenn unser Werk gedeihen und Bestand haben soll? Es handelt sich bei dem Gesegnetwerden um eine schöpferische Machttat Gottes, die schützend und hilfreich in unser Leben eingreifen will. Wir können dieses Geschenk nicht erzwingen; wohl aber dürfen wir darum bitten und uns für seinen Empfang offenhalten. Beim Segen, um es einmal so profan auszudrükken, passiert etwas. Er ist nicht nur ein Wunschprodukt, es geht vielmehr um ein reales Geschehen mit erfahrbaren Wirkungen. Der Segen Gottes gleicht auch nicht einem Platzregen, der auf kurze Zeit über uns ausgeschüttet wird, um dann wieder von uns zu weichen. Wenn die Heilige Schrift sagt: »Des Vaters

Segen baut den Kindern Häuser«, in denen sie wohnen können, so kommt damit in schöner Klarheit das Bleibende, das Beständige, womit wir rechnen dürfen, zum Ausdruck.

Der Segen Gottes umfaßt sowohl die leiblichen wie die seelisch-geistigen Bereiche des Lebens. Wenn im Sommer die Ähren auf den Kornfeldern goldgelb reifen, wenn sich im Herbst die Äste und Zweige der Bäume schwer von Früchten neigen, sagen wir mit Recht: Was für ein Erntesegen! Wenn Mann und Frau in der Ehe gesunde, begabte Kinder haben dürfen, sprechen wir vom Kindersegen, auch wenn den Eltern noch so viele Opfer dabei abverlangt werden.

In besonderer Weise ist der Mensch in Zeiten der Krankheit auf die Darreichung des göttlichen Segens angewiesen. Unsere Ärzte können wohl nach bestem Wissen und Gewissen aus dem unermeßlich reichhaltig gewordenen Arzneimittelschatz das eine oder andere Präparat auswählen, das unsere Schmerzen bannen und unsere Beschwerden vertreiben soll. Aber daß sie die rechten Pharmazeutika finden und nicht daneben greifen und dadurch womöglich noch Schaden anrichten, das fällt bereits in den Bereich der göttlichen Hilfe.

Man kann sich zu der Krankheit, die über uns Gewalt gewonnen hat, verärgert, ungeduldig, ja zornig und empört einstellen, und man kann sich darein ergeben und die zugemuteten Wochen und Monate als eine Gelegenheit zur Sammlung, zur Stille und zur Einkehr annehmen. Im einen Fall werden wir diese Prüfungszeit mißmutig und verdrossen durchwandern; im andern Fall kann sie uns zur Segenszeit werden, so daß wir innerlich gereift, gereinigt und verwandelt an unsere Arbeit zurückkehren.

Wichtig ist, daß wir uns vor der weitverbreiteten Anschauung hüten, als müßte sich der Segen Gottes vor allem im äußeren Erfolg und Wohlergehen darstellen. Das kann gelegentlich so sein; aber es muß nicht immer der Fall sein. Der Segen Gottes kann sich auch in einer Weise verhüllen, die von außen her gesehen eher als Last und Entbehrung erscheint. Es gibt in der Geschichte des Reiches Gottes viele große und edle Gestalten, deren Leben in engen, bescheidenen Grenzen verlaufen ist und die gerade darin zu einer Segensmacht für viele geworden sind. Man darf darum den Wert eines Menschenlebens nicht an den Glücksgütern messen, die einem zufallen. Es gibt auch einen inwendigen Reichtum, der mit Gold und Silber nicht erkauft werden kann.

Wenn es etwas so Großes ist um den göttlichen Segen, dann sollten wir uns davor hüten, ihn zu verlieren. Wie kann das geschehen? Es leuchtet wohl ein: Gott kann nur segnen, was seinem Wesen und Willen gemäß ist. Die Heilige Schrift sagt: »Gott ist Licht, und in ihm ist keine Finsternis«. Wenn wir die Finsternis mehr lieben als das Licht, dann müssen wir uns nicht darüber wundern, wenn die göttliche Beschenkung von uns weicht. Ewige Wahrheit und Liebe verträgt sich nicht mit der Lüge, mit der Unversöhnlichkeit und einem herzenskalten Wesen.

Die landläufige Meinung geht in der Richtung: die Theologen und Christen übertreiben die Sache mit dem Segen Gottes bei weitem. Man kann auch ohne solchen Empfang wieder gesund werden und seine Straße fröhlich ziehen. Es sei nicht bestritten: es gibt Menschen, die sich selbst zu halten vermögen dank einer guten Kinderstube, einer umfassenden Bildung, dank günstiger Vermögensverhältnisse, zumal Geld die Nerven beruhigt. Aber es brauchen sich nur einmal heftige Stürme zu erheben, sei es im Einzelschicksal, sei es im großen Völkergeschehen, und es zeigt sich, daß die selbstgewählten, selbstgelegten Grundlagen unserer Zuversicht sehr oft nicht ausreichen, um solche Not- und Prüfungszeiten zu bestehen. Wie häufig leben Kinder von dem nachwirkenden Segen ihrer Eltern und Großeltern! Für sich selbst geht man nicht mehr zu der Segensquelle, weil man nichts davon hält. Im Verborgenen aber wird man gleichwohl noch immer davon gespeist und erfrischt. Kommt es aber zu keiner persönlichen Rückverbindung mit dem göttlichen Ursprung, dann ist das Verwelken der abgeschnittenen Blumen kaum aufzuhalten.
Wer von dem Empfang des göttlichen Segens lebt, darf auch für andere zum Segen werden. In dem Sinn heißt es im 84. Psalm: »Wohl den Menschen, die Dich, Herr, für ihre Stärke halten und von Herzen Dir nachwandeln. Wenn sie durchs dürre Tal ziehen, wird es ihnen zum Quellgrund«. Wer zur Ausheilung einer Krankheit, eines Verkehrsunfalls in eine Klinik gehen muß, ist gewiß zu beglückwünschen, wenn er sich ein

stilles Einzelzimmer leisten kann. Aber dieser Vorzug wird doch nur wenigen zuteil, sei es, daß man die erhöhten Preise dafür nicht zu bezahlen imstande ist, sei es, daß unsere Krankenhäuser dermaßen überfüllt sind, daß möglichst jedes Zimmer doppelt und mehrfach belegt werden muß. Seien wir dann doch offen dafür, daß auch solche zwischenmenschlichen Begegnungen ihren Sinn haben und einen geheimen Auftrag in sich bergen. Vielleicht können wir dem Nachbarn, der Nachbarin an unserem Bett ein tröstliches Wort sagen oder gar eine Lebensbeichte anhören, wenn es den anderen dazu drängt. Oder wir lassen den Schicksalsgenossen an unserer Seite an den Büchern teilnehmen, die wir mitgebracht haben, an den Blumen und Geschenken, die wir vielleicht in reichlicherem Maß bekommen haben. Dabei ist es in keiner Weise nötig zu wissen, wann, wo und wie wir für andere zum Segen geworden sind. Im Gegenteil, in dem Augenblick, wo wir unsere Segenshandlungen zu sehr reflektieren oder gar selbstgefällig bespiegeln, verlieren sie viel von ihrem Glanz und Wert bei Gott und den Menschen. Es genügt, wenn wir die Augen aufmachen und uns mit einem Herzen voller Anteilnahme fragen: wo kannst du selbst als kranker Mensch im umgrenzten Raum noch Gutes tun? Auch Ärzte und Schwestern sind dafür dankbar, wenn ihnen ihre Mühe gelohnt wird mit einem freundlichen Blick, mit einem fröhlichen Grüßen der Hände und mit dem Verzicht auf Ungeduld und Kritik.

In aller Behutsamkeit sei noch auf ein Letztes hingewiesen. Es gibt in unseren Tagen gewiß viel unverschuldete Einsamkeit und Verlassenheit. Mancher Kranke wartet selbst am Sonntag-Nachmittag, wenn die Besucher scharenweise in die Kliniken strömen, vergeblich auf einen lieben Menschen, der sich nach ihm umschaut. Die Tochter hat vielleicht ins Ausland geheiratet. Der Sohn ist aus Stalingrad nicht mehr heimgekommen. Steht man bereits in höheren oder hohen Jahren, dann hat sich die Zahl der Freunde und Verwandten ganz von selbst verringert, und zwischen siebzig und achtzig Jahren werden neue Verbundenheiten nicht mehr so leicht geschlossen.

Aber es sei doch auch die kritische Frage gewagt: kann nicht Einsam- und Verlassen-Sein unter Umständen auch damit zusammenhängen, daß wir zur rechten Zeit und Gelegenheit versäumt haben, für andere da zu sein? Man hat vielleicht nur wenig Liebe ausgeschickt, und nun strömt auch keine Liebe auf das eigene Leben zurück. Darum kann man schon in gesunden Tagen nicht frühzeitig genug damit anfangen, für andere zum Segensträger zu werden, damit wir in Zeiten der Krankheit und des Altgewordenseins nicht ohne Echo bleiben. Es wird nicht immer so sein, daß ausgerechnet die, zu denen wir gut waren, uns wiederum mit ihrer Güte beschenken. Aber gerade in dieser Beziehung erweist sich der Segen Gottes noch einmal im Besonderen als ein Geheimnis, daß er die nicht vergißt, die das aus der Fülle Gottes empfangene Gut in ihrem Leben wirksam werden ließen.

Die Bibel als Hilfe in Lebensnot

Bei dem Propheten Jesaja findet sich im 31. Kapitel in der Hinwendung zu Gott das Wort: »Siehe, um Trost war mir sehr bange; Du aber hast dich meiner Seele herzlich angenommen«. Jede längere, jede schwere Krankheit bringt es ganz von selbst mit sich, daß Verzagtheit und Hoffnungslosigkeit über uns hereinbrechen. Wohl dem Menschen, der dann eine Bibel hat und sich in seiner Bibel auskennt! Er kann sich daraus Trost, Stärke und Hilfe holen zur Bewältigung seiner Lebensschwierigkeiten.

Du sagst vielleicht: wie soll das zugehen, daß ein *Buch* mich trösten kann, wenn ich ratlos und elend bin? Wenn wenigstens ein lebendig mitfühlender Mensch an mein Lager träte, dann könnte ich mit ihm Zwiesprache halten und mich von ihm aufrichten und ermutigen lassen! Was aber soll mir ein Buch, das noch dazu einer längst vergangenen Zeit angehört, während die Welt doch inzwischen so anders geworden ist!

Darauf kann man nur antworten: die Bibel ist eben ein Buch besonderer Art. Hier reden nicht religiöse Schriftsteller zu uns, die uns ihre Gedanken über Gott, Welt und Mensch, über Zeit und Ewigkeit mitteilen. Nein, hier nehmen Menschen das Wort, die von der göttlichen Wirklichkeit in einzigartiger Weise ergriffen und überwältigt wurden. Daß dem so ist, kann man deutlich daran erkennen, daß diese Zeugen sehr oft gar nicht reden wollen. Sie weichen mit der Begründung aus: Ich bin zu jung, oder, ich bin zu einem so hohen Auftrag nicht fähig, nicht würdig. Und dennoch müssen sie das ihnen geoffenbarte Wort ausrichten, weil die Übermacht Gottes in ihrem Leben zu stark geworden ist.

So bekennt der Prophet Jeremia: »Ich dachte: Ich will nicht mehr an ihn denken; aber es ward in meinem Herzen wie ein brennendes Feuer. Du hast mich überredet, und ich habe mich überreden lassen«. Daneben stellen wir das neutestamentliche Beispiel. Die Apostel werden von dem Hohen Rat in Jerusalem bedroht, sie sollten doch endlich schweigen mit der ärgerniserregenden Rede von dem auferstandenen Christus. Man stellt ihnen Auspeitschung und Gefängnis in Aussicht, falls sie nicht gehorchen. Der Jünger Petrus aber hat darauf nur die eine Antwort: »Wir können es ja nicht lassen, daß wir nicht reden sollten von dem, was wir gesehen und gehört haben«. Weil wir die Gewißheit haben dürfen, daß uns in dem biblischen Wort des Alten und Neuen Testaments die Stimme des lebendigen Gottes begegnet mit einem heiligen Nein und mit einem herrlichen Ja, darum kann dieses Buch besser trösten als die Worte, um die wir uns selbst bemühen.

Wenn ich recht sehe, sind es vor allem drei Realitäten, die den Menschen in der Zeit des Krankseins plagen. Es ist die Angst und Sorge, wie im Blick auf die Zukunft alles weitergehen soll. Es ist das Leiden unter

der leiblichen und seelischen Schwäche angesichts der verlorenen Kraft. Und es ist in manchem Leben wohl auch das Sich-herum-Quälen mit einer Schuld, die uns bedrückt. Was das biblische Wort uns zu diesen drei Nöten zu sagen hat, zu ihrer Deutung und zu ihrer Überwindung, darüber wollen wir nachdenken.
Wenn Christus im Johannes-Evangelium spricht: »In der Welt habt ihr Angst«, so können wir ihm im Blick auf diese Aussage nur recht geben. Die Welt ist heutzutage mehr denn je voller Angst. Es seien nur einige Stichworte genannt: Angst vor dem Alt- und Einsamwerden, Angst vor weltpolitischen und kosmischen Katastrophen, Angst vor ungünstigen Gestirnkonstellationen und vieles andere mehr.
Von besonderer Art ist die Angst und Sorge, die den kranken Menschen befällt. Unruhig fragt er sich: wie lange mag es dauern, bis ich wieder voll leistungsfähig sein werde? Wer soll das alles bezahlen, was sich derweilen an Rechnungen und Ausgaben ansammelt? Wie mag daheim alles drunter und drüber gehen, während ich untätig in der Klinik liege oder unerwünscht lange Wochen in einem Sanatorium verbringen muß? Solche Überlegungen sind wohl verständlich, und doch wollen wir uns nicht widerstandslos davon überfluten lassen. Für den Menschen in der Krankheit dürfte ein Wort Jesu aus der Bergpredigt besonders bedeutsam sein: »Es ist genug, daß ein jeder Tag seine eigene Plage habe, und der kommende wird für das Seine sorgen«. Es ist nun einmal Gottes Art, daß er uns seine Hilfe nicht als Vorschuß auf lange

Zeit voraus gibt. Wir würden vermutlich dadurch allzu sicher werden und anfangen, ohne ihn zu leben. Darum hilft Gott am liebsten Schritt um Schritt und hält uns dadurch fest an seiner Hand. Vergessen wir doch nicht, durch was für Stürme der Geschichte Gott uns schon hindurchgetragen hat! So wird er auch fernerhin Wege wissen und finden, da unser Fuß gehen kann. Mit einem Übermaß an Sorgen und Grämen beschweren wir nur unser Herz und helfen dadurch auch dem Arzt bei seinen Bemühungen um unsere Genesung nicht. Statt dessen wollen wir uns lieber an die stärkenden Worte halten, wenn es in den Psalmen heißt: »Und ob ich schon wanderte im finstern Tal, fürchte ich kein Unglück; denn Du bist bei mir«. »Wenn mir gleich Leib und Seele verschmachten, so bist Du doch, Gott, allezeit meines Herzens Trost und mein Teil«.

Mehr noch als die Angst und Sorge um das Zukünftige kann uns in der Krankheit die leib-seelische Schwäche zu schaffen machen, die über uns hereinbricht. Ach, wie kann die Kraft, über die wir in guten Tagen verfügt haben, fortfließen und weg sein, und das in einem Ausmaß, wie wir es nicht für möglich gehalten hätten. Und doch gilt für uns gerade im Zustand der Krankheit: der ewige Gott, der Himmel und Erde erschaffen hat, erhält und bewegt, verfügt über unermeßliche, unerschöpfliche Kraftquellen und Lebensströme. Wir brauchen uns nur verlangend nach seinem Beistand auszustrecken, und wir werden erfahren dürfen, wie diese belebende Macht auf uns übergeht. Jeder verständnisvolle Arzt aber ist froh und glücklich, wenn er den Eindruck gewinnt: dieser Patient läßt sich nicht nur passiv behandeln, er arbeitet selbst gläubig an seiner Wiederherstellung mit.

Einer unserer Dichter hat das Wort geprägt: »Der Übel größtes ist die Schuld«. Wir Menschen des 20. Jahrhunderts scheinen allerdings von der Gültigkeit dieser Feststellung kaum mehr etwas zu wissen. Und doch täten wir gut daran, an dieser Stelle neu aufzuhorchen. Gott hat uns alle in unserem Leben schon reich beschenkt mit Zeit, mit Begabung, mit Eigentum, mit Lebenskraft. Dabei ist sein Wunsch und Wille, daß wir mit diesen anvertrauten Gütern in treuer Haushalterschaft rechtschaffen umgehen möchten. Aber sind wir wirklich immer dankbare und gewissenhafte Verwalter dieser seiner Gaben gewesen? Haben wir nicht auch vieles versäumt und verkehrt gemacht in unserem Leben? Wäre es nicht heilsam, wir würden die Zeit der Krankheit auch dazu verwenden, darüber einmal nachzudenken und manches in Ordnung zu bringen, wozu wir in der Unrast des Lebens nicht bereit und nicht fähig waren?

Es hat keinen Sinn zu sprechen: warum hat die Krankheit gerade mich getroffen und nicht meinen Nachbarn, der sie viel mehr verdient hätte als ich? Wir können ganz beruhigt sein. Auch für den anderen schlägt einmal die Stunde der Heimsuchung und der Verantwortung. Mir soll es genug sein, daß ich jetzt Frieden mache mit Gott, daß ich mir seine Vergebung erbitte für alles, was in meinem Leben arg und verkehrt war. Von Martin Luther stammt das Wort: »Wo Vergebung der Sünde ist, da ist auch Leben und Seligkeit«. Wenn nichts Trennendes mehr zwischen mir und meinem Gott steht, dann sind alle Möglichkeiten gegeben, daß die Kraftzuflüsse aus der Ewigkeit mich neu ergreifen. Immer dürfen wir Gott als dem begegnen, von dem es im 103. Psalm heißt: »Der dir alle deine Sünden vergibt und heilet alle deine Gebrechen«.

Aber nun wird mancher Leser längst den Einwand bereit haben: das ist alles schön und recht und gut, was da von dem Trostamt der Bibel bezeugt wird. Gleichwohl kann ich für meine Person keinen Zugang zu diesem Buch finden. Ich habe es wohl das eine oder andere Mal versucht; aber es ist mir nicht gelungen, darin heimisch zu werden. Was sollen denn die zahlreichen Stammbäume und Völkertafeln, was sollen die vielen geschichtlichen Nachrichten aus einer fernen Vergangenheit? — das alles bedeutet mir nichts.

Es ist nicht zu leugnen, daß es in der Bibel schwer verständliche Stücke und Stellen gibt, die uns ohne hilfreiche Anleitung verschlossen bleiben. Deswegen muß man nicht gleich ungeduldig werden. Alles wahrhaft Große erschließt sich uns niemals bei schnellfertigem Gebrauch. Die Orgelwerke von Bach, die Symphonien von Beethoven, Brahms und Bruckner, die Dramen von Schiller und Goethe, die Geheimnisse des Sternenhimmels und des Atoms, das alles verlangt langanhaltende, liebevolle Beschäftigung, sonst öffnen sich uns diese Kunst- und Schöpfungswerke nicht in ihrem wundersamen Reichtum. Bei dem Umgang mit der Bibel verhält es sich nicht anders. Wer erste Erfahrungen damit zu machen sich anschickt, der wähle in großer Freiheit aus, was ihm zugänglich ist. Das kann die Bergpredigt sein mit ihren herrlichen Seligpreisungen, die Passionsgeschichte, die Gleichnisse Jesu, seine Abschiedsreden im Johannes-Evangelium oder ausgewählte Psalmen. Freilich, solches vereinzelte Herauspflücken kann nicht das Letzte sein. Als Einstieg in das Buch der Bücher ist es durchaus statthaft und zu empfehlen. Mit der Zeit werden wir dann gewiß auch in dem großen, geschlossenen Organismus der Bibel heimisch werden, indem sich ein Stück zum anderen einheitlich zusammenfügt. Wäre es nicht gut, wir würden die Zeit der Krankheit dazu benutzen, damit einen neuen Anfang zu machen? Dann könnte uns diese notvolle Zeit sogar zu einem besonderen Segen werden.

Die moderne Heilkunde ist hochentwickelt in Diagnostik und Pharmazeutik, in Chirurgie und technischer Apparatur. Gleichwohl gibt es rätselvolle Krankheiten in nicht geringer Zahl, denen gegenüber alles heutige Können und Wissen noch immer versagt. In solchen Fällen kann es geschehen, daß selbst ein in seinem Denken saekular eingestellter Arzt zu der Umgebung des Kranken spricht: wenn hier nicht ein Wunder geschieht, ist dieses Leben nicht mehr zu retten.
Das Wunder war einmal des Glaubens liebstes Kind. Über Jahrhunderte hinweg wurde die Bibel mit Ehrfurcht und Staunen geliebt und gelesen, weil sie voll war von Berichten über außerordentliche Machterweisungen des göttlichen Eingreifens in Zeiten von Krankheit und Not. Für das moderne Bewußtsein ist das Wunder zum Schmerzenskind, zur großen Verlegenheit geworden. Wenn der Mensch von heute der Bibel Gehör und Vertrauen schenkt, dann tut er es im allgemeinen nicht wegen, sondern trotz der dort berichteten Wunder.
Unter der Einwirkung des naturwissenschaftlich-kritischen Denkens hat sich die christliche Seelsorge darum immer mehr auf die Bereiche der Innerlichkeit zurückgezogen. Sie hat sich damit abgefunden: daß Blinde und Lahme geheilt werden, daß hoffnungslos aufgegebene Kranke wieder genesen, auf solche außer-

ordentlichen Möglichkeiten müssen wir verzichten. Dagegen dürfen wir die Gewißheit festhalten: Gott kann Traurigkeit in Freude verwandeln, er kann einen haltlosen Menschen zu zuchtvoller Existenz führen und er kann Geduld im Leiden schenken. In der modernen Theologie, die mit dem Wunder nichts Rechtes anzufangen weiß, hat man darum gerne gesagt: im Grund gibt es nur *ein* Wunder, das ist das Wunder der Vergebung. Den Wunderglauben sollten wir fahren lassen, wenn uns nur das Glaubenswunder zuteil wird: Gott sagt ja zu mir in all meiner Armseligkeit und Unwürdigkeit und läßt mich vor ihm gelten.

Die moderne Physik teilt die Wunderscheu nicht mehr im gleichen Ausmaß wie die ältere Schulphysik. Denn die Materie, an deren Festigkeit und Härte unser Leibesorganismus Anteil hat, hat sich unter dem Elektronenmikroskop in dynamisch belebte Energie verwandelt und aufgelöst. Ist aber die Materie nicht ein Gewordensein, sondern ein ständig neu sich vollziehendes Werden, dann wird es in einer ganz anderen Weise als bisher denkmöglich und vorstellbar, daß Gott auf dieses feuerflüssige Geschehen einwirken kann. Wenn ein Wunder an unserem Leib geschieht, dann ist der Kausalzusammenhang, der sich im Krankheitsverlauf auswirkt, nicht aufgehoben worden. Wohl aber sind aus der Urmacht Gottes Kraft- und Willensströme aufgebrochen, die sich stärker erweisen als die vorhandenen Gegebenheiten.

Das Neue Testament beschreibt das Kommen Jesu Christi in die Welt mit den Worten: »Es ist erschienen die heilsame Gnade Gottes allen Menschen«. Sicher gilt dieses Heilsereignis zuerst dem Herzen des Menschen. Herz und Gemüt, Wille und Gewissen werden durch die Machtwirkung des göttlichen Wortes angesprochen und umgewandelt vom harten und selbstsüchtigen Wesen zu einem gütigen und liebevollen Verhalten. Und doch wäre es eine unerlaubte Verkürzung und Verkümmerung des Evangeliums, wollten wir Gottes rettendes Handeln in Jesus Christus allein auf die Bereiche der Innerlichkeit beschränken. Die mit Weihnachten, Ostern und Pfingsten angebrochene Erlösung umfaßt den ganzen Menschen; sie schließt auch Heil und Verheißung für das leibliche Leben mit in sich ein.

Darum hat Jesus nicht nur gepredigt und getröstet, er hat sich auch der kranken Leiber und der seufzenden Kreatur hilfreich angenommen als Hinweis auf die neue Schöpfung, in der der Tod nicht mehr sein wird noch Leid und Geschrei, noch Schmerz und Tränen. Es hat keinen Sinn, zu einem Menschen, der wunderscheu eingestellt ist, zu sagen: an das Wunder muß geglaubt werden! Mit solchen Befehlszumutungen wird heutzutage niemand mehr für das Evangelium gewonnen. Wohl aber dürfen wir den kritisch Zweifelnden ermutigen: willst du dich nicht öffnen für die unerhörte Möglichkeit, daß das in Christus erschienene Heil Gottes den ganzen Menschen umfaßt und nicht nur seine Innerlichkeit?

So gewiß die Krankenheilungen zu dem allumfassenden Werk Jesu hinzugehören und nicht in den Bereich der Legendenbildung verwiesen werden können, so zeigen doch die Evangelienberichte ganz bestimmte Merkmale, die für die Möglichkeit der Glaubensheilung beachtet sein wollen. Jesus hat sein Heilen nicht verstanden als eine selbstverständliche Begabung, die ihm jederzeit zur Verfügung stand. Es heißt vielmehr, er habe vor einem solchen Handeln geseufzt und zum Himmel aufgeblickt. Damit kommt zum Ausdruck: Jesus hat gelitten unter der Furchtbarkeit der vor ihm ausgebreiteten Krankheitsnot und er hat erst die göttliche Einwilligung erlauscht und eingeholt, ehe er in Vollmacht eingriff. Glaubensheilung ist auch nicht eine erlernbare geistliche Technik. Ein solches Geschehen kann immer nur von Mal zu Mal bei Gott erfleht werden. Vor allem hat Jesus jede Art von Schauwundern abgelehnt. Er wollte um keinen Preis, daß aus seiner Helferkraft eine Sensation gemacht werde.

Jesus hat auch seine Jünger mit der Gabe der Glaubensheilung ausgerüstet. In der großen Aussendungsrede von Matthäus 10 lesen wir die Anweisung: »Geht hin und sprecht: Das Himmelreich ist nahe herbeigekommen, macht die Kranken gesund, heilet die Aussätzigen!«

Das Vertrauen zu solcher Verheißung ist der christlichen Kirche auf ihrem langen Weg durch die Geschichte in allen Konfessionen nie ganz verlorengegangen. Wohl ist es kein breitmächtiger Strom, den wir wahrnehmen können; aber von einer Quelle darf immerhin gesprochen werden. Sie mag zuzeiten unter dem Erdboden versinken, als wäre sie völlig versiegt.

Doch plötzlich ist sie wieder da und erweist sich als frisch und lebendig. Wenn wir an große Charismatiker der Glaubensheilung denken, an Benedikt von Nursia und Franz von Assisi, an Blumhardt Vater und Sohn oder an die russischen Starezen, zu denen das Volk in der vorkommunistischen Zeit in Scharen pilgerte, dann können wir bei all den Genannten ganz bestimmte Grundsätze des Heilens und Helfens wahrnehmen. Immer wird der Kranke von innen nach außen geführt. Er wird aufgefordert, sich zu befreien von Bitterkeit und Stolz, von Gehässigkeit und Zügellosigkeit, von Lüge und Geiz. Dann, wenn diese Wesenswandlung Ereignis geworden war, hat man still, gelassen und doch mit innerer Spannung darauf gewartet, wie weit sich das verborgene Geschehen bis ins Leibliche auswirken wird. Es kam vor, daß nach einem solchen Stellungswechsel schwerste Krankheitslasten in einem Nu abfielen, so daß auch Ärzte, die den Patienten gekannt und längst aufgegeben hatten, aus dem Staunen über das Geschehene nicht herauskamen und vergeblich nach einer naturwissenschaftlichen Begründung suchten. Bei anderen waren spürbare Besserungen eines langwierigen Leidens zu beobachten. Wer selbst jemals ernstlich krank gewesen ist, weiß, wie man dann schon für die kleinste Erleichterung, die sich zeigt, von Herzen dankbar wird. Es gab aber an den Stätten der Glaubensheilung immer auch Menschen, denen die Krankheitslast blieb trotz der willigen Hinwendung zu Gott. Der Mensch muß es lernen, auch als Glaubender keine fordernden Ansprüche an Gott zu stellen, etwa in dem Sinn: weil ich mich Dir ausgeliefert habe, mußt Du mich gesund machen. Wir können immer nur sprechen: »Wenn Du willst, Herr, kannst Du mich wohl heilen«.

Auf das Ganze gesehen ist die Glaubensheilung in den Großkirchen im Verlauf der letzten 150 Jahre immer mehr in Verfall geraten. Allzu lang haben wir versäumt, Christus auch als den großen Arzt für die Nöte des Leibes zu bezeugen. Kein Wunder, wenn dann am Rande der Kirche enthusiastische Gruppenbildungen auftreten, wie die Pfingstbewegung oder »die Christliche Wissenschaft«, die die Glaubensheilung zum ausschließlichen Thema ihrer Verkündigung machen. Doch erwacht jetzt in unseren Tagen auch in den Großkirchen neues Verständnis für das verschüttete urchristliche Anliegen. Gewiß bleibt das letzte Wort immer der göttlichen Majestät und Freiheit vorbehalten. Niemals aber sollte der Hinweis, sich in das Unabänderliche zu schicken, unser erstes und einziges Wort sein. Immer soll in den Vordergrund gestellt bleiben, wie es im Lied der Kirche heißt: »Jesus ist kommen, die Ursach' zum Leben«.

Machen wir uns das alles zuletzt noch an einem praktischen Beispiel klar! Wenn die Grippe über Dorf und Stadt hereinbricht, dann sind zwei Einstellungen dazu möglich. Das verzagte Herz spricht: Übermorgen spätestens wird es bei mir auch so weit sein, und dann wird bei so viel Verzagtheit die Ansteckung bestimmt eintreten. Ich kann aber auch sprechen: Gott ist mein Schild und Schutz zur Zeit der Not und Gefahr, in ihm bin ich geborgen, in ihm bin ich unangreifbar. Dann kann es mir geschenkt werden, daß ich unter niesenden, hustenden und fiebrigen Menschen einhergehe, ohne in Mitleidenschaft gezogen zu werden. In dem Sinn hat Friedrich Hölderlin das tiefsinnige Wort geprägt: »Fürchte dich nicht vor dem, was zu fürchten ist! Fürchte dich nur vor der Furcht!« Das Lied der Kirche aber faßt solche Zuversicht in die hochgemuten Worte zusammen: »Die göttlich' Kraft macht uns sieghaft durch Jesus Christus. Amen«.

Krankheit und Auferstehung des Leibes

Ein Theologieprofessor von Rang und Namen mußte erleben, wie seine sehr geliebte Mutter an einem Krebsleiden unter schrecklichen Qualen dahinstarb. Unter dem Eindruck dieses grausamen Geschehens erfaßte den Mann ein solcher Grimm gegen den Leib, daß er erklärte: Für etwas so Armseliges und Gebrechliches wie den menschlichen Leib kann und darf es keine Zukunft bei Gott geben. Mag der Geist des Menschen, mag die Seele des Menschen in der Ewigkeit zur Vollendung kommen, der Leib verdient es nicht, in dieses große Ziel mit hineingenommen zu werden.

Daneben stellen wir die Äußerung eines anderen Theologieprofessors, der erklärt hat: einem Gelähmten tut man keinen Dienst mit der urchristlichen Botschaft von der Auferstehung des Leibes; man gewähre ihm die nötigen Sozialhilfen, davon hat er mehr als von einer Theologie der Hoffnung.

Aber sind die Schlußfolgerungen, die in beiden Fällen aus der Gebrechlichkeit des Leibes gezogen worden sind, wirklich einleuchtend? Kann man nicht mit ebenso gutem Recht gerade zu der entgegengesetzten Schau gelangen: weil unser Leib ein so hinfälliges Gemächte ist, weil er uns in Krankheit und Leidenszeiten in enge und schmerzhafte Grenzen stellt, darum drängt alles darauf hin, daß von diesem Leib noch einmal

alle Schwachheit abfällt und er durch Gottes Machtwirkung in lichte Klarheit verwandelt wird?
Mag uns der Leib zu gewissen Stunden und Zeiten des Lebens noch so viel Not bereiten, im Grund ist er doch eine wunderbare Gabe Gottes. Über das Auge empfangen wir die Welt des Lichts und den Reichtum der Farben. Über das Ohr wird uns das Lied des Vogels und die Klangfülle der Musik vermittelt. Der würzige Geruch eines durchsonnten Waldbodens, der Duft der Lindenblüten, der Wohlgeschmack von Brot und Apfel, die Freude der Bewegung beim Schwimmen und Wandern, das alles und noch vieles andere mehr wird uns durch das Geschenk der Leiblichkeit vermittelt.
Wenn wir schon die teilweise Beraubung einzelner Glieder wie Hand und Fuß, Auge oder Ohr als schwere Beeinträchtigung des Lebens empfinden, dann mag uns daran eine Ahnung aufgehen, wie bitter es erst sein muß, wenn uns das ganze Haus des Leibes einmal weggenommen wird. Das bedeutet sicher nicht Befreiung, Reichtum und Lebenssteigerung, wie das griechische und das idealistische Denken meint, sondern vielmehr Verarmung und Verkümmerung unserer Existenz. Darum erschauert der Apostel Paulus bei dem Gedanken, er könnte im Sterben des Leibes verlustig gehen. Er kann diese Beraubung nur ertragen, weil er von der Gewißheit erfüllt ist: so wie der lebendige Gott Jesus Christus durch eine Machttat ohnegleichen aus Grab und Tod zu neuem Leben erweckt hat, so wird er auch unseren nichtigen Leib verklären,

daß er gleich werde dem Herrlichkeitsleib, den der Auferstandene trägt.
Hat aber der Leib Verheißung bei Gott, dann können wir ihn jetzt schon in seiner irdischen Gestalt nicht verachten, nicht mißbrauchen, weder bei uns selbst noch an anderen. Es fällt von da her ein neuer Sinn und eine neue Verantwortung auf alle leiblichen Vorgänge. Wenn Ärzte und Schwestern sich in den Kliniken und Krankenhäusern um das angefochtene und gefährdete Leibesleben kümmern, um dem Tod die Beute noch einmal zu entreißen, und wäre es nur auf Jahre, dann legen sie damit, ob sie es wissen oder nicht, ein Bekenntnis zum Leib ab, der bei Gott ebenso hoch geachtet ist wie der Geist des Menschen. Und wenn die Christenheit in unseren Tagen in erneuter Besinnung zur Sozialhilfe für die Länder des Darbens und Hungerns aufruft, dann legt sie damit wiederum ein Bekenntnis ab zum Dienst am leiblichen Leben.
Als der Apostel Paulus auf dem Areopag in Athen vor den Klugen und Weisen des griechischen Volkes sprach, da wurde er bezeichnenderweise an der Stelle in seiner Rede unterbrochen, als er auf das Geheimnis der Auferstehung zu sprechen kam. In ähnlicher Weise scheinen auch die Korinther dem Apostel ihre Zweifel vorgetragen zu haben. Sie haben ihn gefragt: wie soll das zugehen, läßt sich ein solches Mysterium als denkmöglich erweisen? Die Antwort, die die Gemeinden in Hellas damals empfangen haben, kann auch uns weiterhelfen, über manche ungelösten Zweifel hinwegzukommen. Der Apostel fordert seine Leser auf:

Schaut doch hinein in die große, weite Gottesschöpfung! Was seht ihr da? Jeder Stern hat eine andere Klarheit. Wie verschieden ist das Fleisch von Fisch, Vogel und Vieh! Wir könnten fortfahren: jedes Korn hat einen anderen Geschmack, jede Blume einen anderen Duft, jede Frucht eine andere Süßigkeit und jedes Blatt eine andere Maserung. Selbst große Künstler wiederholen sich. Sie bleiben in ihrer Sprache, in Malerei und Tonkunst einer bestimmten Stileigentümlichkeit verhaftet, woran man sie sofort erkennt. Bei Gott allein gibt es keine Einförmigkeit, keine Grenzen. Wenn aber Gott in seinem Schaffen so unermeßlich reich ist, dann ist es ihm ein Geringes, auch dem Menschen eine neue Gestalt aus den Lichtkräften der Ewigkeit zu geben. In dem Sinn meint Martin Luther: Jetzt in dieser Weltzeit tragen wir einen Werktagskittel, der so voller Flecken und Risse ist, daß Gott dieses armselige Gewand für das Leben in der neuen Schöpfung nicht brauchen kann. Darum wird es uns in der letzten Krankheits- und Todesnot unter Schmerzen ausgezogen. Gott aber hat schon ein Sonntagskleid für uns bereit, mit dem wir beschenkt werden sollen.

Die Theologie der Gegenwart hat unter dem Einfluß der Existenzphilosophie erklärt, die urchristliche Botschaft von der Auferstehung des Leibes sei auch nur eine Umschreibung für die Tatsache, daß der personale Kern des Menschen Zukunft bei Gott hat. Aber diese Interpretation ist eine Verkürzung, aus griechischem und idealistischem Geist entsprungen, und entfernt sich weit weg von dem biblischen Realismus, der Natur und Geist nicht auseinanderreißt, der Leib und Seele nicht unterschiedlich bewertet.

Der zweite Artikel im apostolischen Glaubensbekenntnis hat in einer nicht gerade glücklichen Formulierung die Hoffnung für den Leib mit den Worten umschrieben: Ich glaube eine Auferstehung des Fleisches. Zum rechten Verständnis dieser Aussage muß man wissen, daß viele Formulierungen in dem altkirchlichen Bekenntnis geprägt worden sind im Zusammenhang mit einer Abwehr häretischer Lehrmeinungen, die in die alte Kirche eingedrungen waren. Es gab damals Leute, die den Standpunkt vertraten, Jesus habe am Kreuz nur einen Scheintod erlitten. Dem stellt das Credo die Worte gegenüber: Gekreuzigt, gestorben und begraben. Weil in der Frühzeit der christlichen Kirche das leib- und sinnenfeindliche Weltgefühl des Hellenismus das Evangelium in verhängnisvoller Weise zu entstellen und zu überfremden drohte, darum wählte die damalige Bekenntnisbildung in deutlicher Antithese zu dem spätgriechischen Denken die besonders massive, fast materialistisch klingende Aussage von der Auferstehung des Fleisches. Im Wissen um die damalige zeitbedingte Polemik kann man den Ausdruck verstehen, ja sogar billigen, wenn auch der Fassung von der Auferstehung des Leibes zweifellos der Vorzug zu geben ist.

Gewiß, der Querschnittgelähmte braucht unsere brüderliche Hilfe. Er braucht den technischen und wirtschaftlichen Beistand, um mit seinem schweren Leben fertig zu werden. Es wäre grausamer Hohn, wollten wir ihm diese Liebesdienste schuldig bleiben und ihn zugleich auf die Auferstehung des Leibes vertrösten. Wenn wir an uns selbst oder an anderen furchtbare Zerstörungen im Leibesgeschehen wahrnehmen müssen, dann kann uns wohl so etwas wie ein Haß gegen den Leib überfallen. Aber gerade dann möchte die Botschaft von der Auferstehung des Leibes unser Ohr erreichen und das Herz uns für die Wahrheit öffnen: die Leiblichkeit, die wir jetzt tragen und die uns so viel Kummer und Not bereitet, ist nicht das Ende der Wege Gottes. Gott hat noch andere Möglichkeiten des Leiblichen, als wir in dieser zerbrochenen Weltgestalt vor Augen sehen. Unser begrenztes Vorstellungsvermögen kann sich freilich diese kommenden Wege Gottes nicht ausmalen. Auch die Bibel vermag darum nur in Negationen davon zu reden: »Was kein Auge gesehen und kein Ohr gehört und in keines Menschen Sinn gekommen ist, das hat Gott bereitet denen, die ihn lieben«. Nach dem Zeugnis des 1. Petrusbriefs wartet auf uns in der neuen Welt Gottes »ein unvergängliches, unbeflecktes und unverwesliches Erbe«. Die Gewißheit solcher Zuversicht aber verdanken wir dem Kommen Jesu Christi in die Welt. Von ihm sagt die neutestamentliche Verkündigung: Er hat dem Tode die Macht genommen und das Leben und ein unvergängliches Wesen ans Licht gebracht. Von solcher Gewißheit erfüllt, läßt ein Dichter der Barockzeit, Knorr von Rosenroth, das Lied »Morgenglanz der Ewigkeit« in dem Vers ausklingen:

Ach, Du Aufgang aus der Höh',
gib, daß auch am jüngsten Tage
unser Leib verklärt ersteh'
und entfernt von aller Plage
sich auf jener Freudenbahn
freuen kann.

Ich bin der Herr dein Arzt

Worte des Trostes für Kranke, Betrübte und Notleidende von CH. H. Spurgeon.

9. Auflage in großer Schrift, 96 Seiten, Leinen DM 5.80

Was von Spurgeon, dem »König der Prediger« (1834 bis 1892) kommt, das wird man immer mit Gewinn lesen, und das kann man vorbehaltlos empfehlen, auch wenn es schon vor hundert Jahren geschrieben oder gesprochen wurde. So auch dieses Buch, das in vier Kapiteln und zweiundneunzig Abhandlungen Menschen in »allerlei äußerer und innerer Not« in »Sorge und Armut«, in »Krankheit und Todesnot« und beim »Tod unserer Lieben« Trost zu reichen versucht. Dabei merkt man, daß dieser Trost aus der Schrift geschöpft ist und daß er selbsterfahren ist. Er wird darum auch trostbedürftige Herzen erreichen und aufrichten. Daß dieses Buch das bereits getan hat, geht daraus hervor, daß es seine neunte Auflage ist, die uns hier vorgelegt wird. Wir wünschen, daß es noch vielen Lesern den Weg zu echtem Trost zeigt.

Der Gärtner, Witten